骨健康必听必看

总主编

董 健

骨质疏松
那些事儿

姚振均　林　红　施德源　**编著**

U0345110

上海科学技术出版社

图书在版编目（ＣＩＰ）数据

骨质疏松那些事儿 / 姚振均等编著. -- 上海 ： 上海科学技术出版社，2020.9
（骨健康必听必看 / 董健总主编）
ISBN 978-7-5478-4328-4

Ⅰ．①骨… Ⅱ．①姚… Ⅲ．①骨质疏松－防治 Ⅳ.
①R681

中国版本图书馆CIP数据核字(2020)第072783号

骨质疏松那些事儿
（骨健康必听必看）
董　健　总主编
姚振均　林　红　施德源　编著

上海世纪出版(集团)有限公司 出版、发行
上 海 科 学 技 术 出 版 社
（上海钦州南路71号　邮政编码 200235　www.sstp.cn）
上海展强印刷有限公司印刷
开本787×1092　1/16　印张 10
字数 120 千字
2020 年 9 月第 1 版　2020 年 9 月第 1 次印刷
ISBN 978－7－5478－4328－4/R・2083
定价：42.00 元

编委会

总序

随着互联网日新月异的发展,大众很容易获取所需信息,但各种不正确的信息充斥着网络和传媒,医疗保健知识更是首当其冲。如何将正确的知识以通俗易懂的方式传送给大众,是我们医务工作者必须承担的责任。

本套丛书编者在长期临床工作中发现,久坐、伏案、长时间使用电脑及手机等不良习惯,导致腰突症、颈椎病等以往认为的"老年病"呈年轻化的趋势。与此同时,随着老龄化社会的到来,老年性骨科疾病的患者人数也在不断上升,不同程度地困扰着老年人,如骨关节病、骨质疏松症等,严重影响老年人的生活质量,给家庭和社会造成沉重的负担。这些疾病的治疗和康复需要大众有正确的生活习惯和工作方式,根据疾病的不同阶段,患者也需要针对性的康复和保养建议。

对于任何疾病,预防胜过各种灵丹妙药,骨科疾病也如此,大众若能懂得一些相关知识并在日常生活中加以注意,就可以大大降低各类疾病的发生率,这也是我们十几年来坚持科普的初衷。而医务人员限于临床工作的繁忙,在门诊和住院的有限时间内,无法向患者及家属详细解说。我们感到很有必要从理论上全面、系统地解释清楚骨骼疾病的来龙去脉。因此,我们编写了"骨健康必听必看"丛书,患者及家属就医前通过阅读本系列丛书就能了解疾病的一些基本知识;而住院患者在治疗的闲暇时间也可阅读此书,配合治疗。患者可以有针对性地咨询,医生也可以有的放矢地解释,弥补了外科医生在门诊出诊及住院手术中普遍存在因时间紧张无法做到详细解释的缺憾。

复旦大学附属中山医院是蔡元培先生倡议,第一家为纪念孙中山先生并以之命名的、中国人创办的综合性大医院。在砥砺前行的八十余年里,中山医院始终秉承"严谨、求实、团结、奉献"的院训,坚持"一切为了病人"的中山精神,遵循建院先贤"注重平民,普及卫生教育"的倡议。不仅致力于治病救人,而且不遗余力地对社会进行卫生科普教育,科普工作始终走在全国大型公立医院的前列。中山医院骨科也历来就有重视科普的传统,我们在十余年前陆续编写了《专家解答腰椎间盘突出症》《专家诊治腰椎间盘突出症》和《细说腰椎退行性疾病》,以理论丰富、内容实用受到广大读者朋友的欢迎,成为许多患者床边的康复指导书,至今已重印 20 余次,发行 10 余万册,并以此为基础获得 2014 年国家科技进步奖二等奖,被国家相关权威机构推荐。

2018 年 12 月,作为大型公立医院的学科团队,在近年国家加快推进健康中国建设的背景下,我们与时俱进,牵头联合复旦大学各个附属医院及新闻学院、公共卫生学院成立了国内首家医学科普研究所——复旦大学医学科普研究所,打造了多学科、多领域、系统、全面的专业医学科普平台。医学科普研究所成立后,我们国家科技进步奖获奖团队精心编撰拍摄了颈椎、腰椎及关节系列健身操视频,这些视频先后被央视新闻、人民日报、新华社等权威媒体推荐,在网络上的播放量已达数千万,获得了很好的社会反响。另外,每年医院内的"中山健康促进大讲堂"科普讲座,骨科举办近 30 场讲座,为全院最多,时间跨度长达半年。我们把相关视频加以整理,作为丛书配套视频的一部分,让读者在看书的同时,增加获取知识的途径。

这套丛书由复旦大学附属中山医院骨科长期从事临床工作的一线医生编写完成,编者对患者的需求和困扰的问题有着最直接的了解和体会,保证了内容的实用性;作为全国知名的三甲医院副主任医师或医学博士以上人员,他们都有留学深造学习的经历,始终走在专业发展的前沿,从而能保证内容的权威性、先进性;丛书设计的问题多为患者提出的,我们结合临床实践,内容上层层深入,涵盖疾病的病因、病理、临床表现、诊断到治疗和自我预防,重点介绍了目前医学界对这些疾病的最新认识、最新诊断、治疗技术和康复预防方法,希望不但能"治已病",还能"治未病"。本系列丛书适合不同年龄及层次的人群,也适合医学生、低年资医生和基层医务工作者阅读。

国家卫生健康委员会有突出贡献中青年专家

上海市科技精英,上海市领军人才

复旦大学医学科普研究所所长

复旦大学附属中山医院骨科主任,脊柱外科主任

二级教授,主任医师,博士生导师

董 健

2020 年 6 月

前言

::::

每年的 10 月 20 日为世界卫生组织（WHO）确定的"世界骨质疏松日"。随着社会人口老龄化步伐加快，骨质疏松症日益成为健康的巨大威胁，WHO将骨质疏松症与糖尿病、心血管疾病共同列为影响中老年人身体健康的三大"杀手"。2018 年国家卫生健康委员会公开发布了最新中国骨质疏松症流行病学调查结果：我国 50 岁以上人群骨质疏松症患病率为 19.2%，中老年女性骨质疏松问题尤甚，50 岁以上女性患病率达 32.1%，而 65 岁以上女性骨质疏松症患病率更是达到了 51.6%。国际骨质疏松基金会（IOF）在 2016 年世界骨质疏松日全球宣传活动中指出，全世界每三秒钟就会发生一起骨质疏松性骨折，从 50 岁往后，1/3 的女性和 1/5 的男性会遭遇骨折。对于女性来说，髋部骨折的风险要高于乳腺癌、卵巢癌和子宫癌风险的总和，而髋部骨折中 10%～20%的患者会在患病 1 年内死亡，这无疑将造成严重影响。骨质疏松症除了会导致严重的身体伤害外，还会带来沉重的经济和社会负担，IOF 曾作出预测，全世界到 2050 年因骨质疏松症产生的年花费将高达 1 315 亿美元（约 9 300 亿人民币）。

目前我们在门诊经常遇见患骨质疏松的老百姓来就医，或者对骨质疏松症不以为然，不肯服药，或者不能坚持长期服药，或者以为骨质疏松性骨折手术后就万事大吉，不再用药，导致第一次骨折之后很快发生第二次骨折。面对如此严峻的形势，我们深深地感到骨质疏松症科学普及工作的重要性，因此在

8年前我们编写的科普读物《专家诊治骨质疏松症》基础上，又结合近年不断更新的医学新理念、新技术方法等编写了本书。在本书中，我们完整地介绍了目前医学界对骨质疏松症的最新认识；创新编排了三级标题，内容上层层深入、图文并茂；采用一问一答的形式，问题收集来源于我们在临床工作中经常碰到的问题，和希望患者能够掌握的知识；并重点介绍了最新的诊断、治疗技术和康复预防方法，包括临床上已经广泛应用的抗骨质疏松症的创新药物如特立帕肽和唑来膦酸等，以及这些药物使用后可能遇到的各种并发症和不良反应。本书反映了我们20多年的临床经验并广泛吸收了国际上先进的研究成果。

这本书的主要编写者曾获得2014年科普类国家科技进步奖二等奖，编写人均为骨科副主任医师以上和医学博士等临床科研工作者，大多有出国学习进修经历，保证了本书的质量。复旦大学附属中山医院骨科非常重视科普工作，几十年来每年在院内举办跨越半个年度的"中山健康促进大讲堂"科普讲座，其中骨科承办了近30场讲座，为全院最多，编者把这些讲座中有关骨质疏松症的视频录像整理后作为本书影视资料的一部分，让读者增加了获取知识的途径并有利于内容理解。因为医生们平时临床及科研工作十分繁忙，本书为利用休息时间编写而成，必有不足与疏漏之处，还请各位读者和同道不吝批评指正。

复旦大学附属中山医院骨科

董　健　主任医师

姚振均　主任医师

施德源　副主任医师

林　红　副主任医师

2020年6月

目录

第一讲

了解症状
骨质疏松症基本知识点

了解一些骨质疏松症的常识

■
■
■
■
■

▶ 1. 什么是骨质疏松症

骨质疏松症是一种导致骨折风险增加的骨病。骨质疏松症的英文为osteoporosis，由两个拉丁文单词组成，osteo 是骨的意思，而 poros 是有孔的意思。因此骨质疏松从字面上看就是"多孔的骨头"的意思。骨质疏松症患者的骨密度减少，骨内的微结构恶化，骨组成蛋白质的数量和种类也有所改变。世界卫生组织（WHO）对骨质疏松症的定义是骨矿密度低于平均峰值骨量（健康

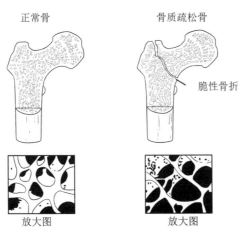

骨质疏松：骨小梁与脆性骨折示意图

年轻人的平均值)2.5 个以上的标准差,当骨密度处于 1～2.5 个标准差时被定认为骨量减少。骨质疏松对患者的预期寿命和生活质量有很大影响,严重的骨质疏松甚至可能导致脆性骨折。

▶ 2. 骨质疏松症有哪些分类

骨质疏松症分为三大类。

第一类为特发性骨质疏松症,常见于 8～14 岁的青少年或成人。这类患者多伴有家族遗传史,女性多于男性。也有人把妇女妊娠及哺乳期所发生的骨质疏松症列入特发性骨质疏松症的范围。

第二类为原发性骨质疏松症,此类又分为两型,即 I 型(绝经后骨质疏松症)和 II 型(老年性骨质疏松症)。这是妇女绝经后或伴随着年龄的增长发生的一种"生理性"退行性病变,是中老年人群中最为常见的疾病之一,也是目前防治的重点。

第三类为继发性骨质疏松症,是由其他疾病或药物等因素所诱发的骨质疏松症,当诱因消除后,骨质疏松可以明显改善。其中与肾上腺皮质激素相关的激素诱发性骨质疏松就是一种继发性骨质疏松症。

▶ 3. 骨质疏松症人群发病情况如何

骨质疏松症发生率与年龄成正比,根据世界卫生组织(WHO)的标准,第三次美国国家健康和营养调查(NHANES III,1988—1994)结果表明,大于 50 岁的男性人群中髋部骨质疏松症的发生率为 3%～6%,而相应的女性发生率为 13%～18%。

国际骨质疏松基金会(IOF)2010 年的一项研究报告表明,骨质疏松症在亚洲已呈现上升趋势。《国际骨质疏松基金会亚洲审计报告》显示,在过去的 30 年中,大多数亚洲国家和地区由于骨质疏松造成的髋部骨折发生率增加 2～3 倍。

目前骨质疏松症越来越年轻化。女性骨质疏松症发病率比男性高得多,特别是绝经后,即女性 50 岁以后的发病率会明显增高。美国有 1 000 万名 50 岁以上的妇女患骨质疏松症,还有另外的 3 360 万名妇女骨量减少,有潜在的骨质疏松及其并发症的危险。

▶ 4. 骨质疏松症有什么危害

在年龄大于 50 岁的人群中,大约 50% 的女性和 20% 的男性在今后一生中由于骨质疏松会发生脆性骨折。骨质疏松症对于所有老年的男性和女性来说都是一件很高风险的事件。在美国,50 岁以上的人群有约 1 000 万人存在髋部的骨质疏松。每 10 个女性中有 4 个,每 10 个男性中有 1 个会出现髋部、脊柱或者腕部的骨折。

随着亚洲人口老龄化步伐的加快,骨质疏松症正日益成为亚洲的一大威胁,又加之亚洲人常常对这种疾病不够重视,缺乏有效治疗,因此其危害性尤为突出。根据世界卫生组织(WHO)的预测,到 2050 年,全球一半以上骨质疏松性髋部骨折病症将出现在亚洲。而且更为严重的是,10%～20% 的髋部骨折患者会在患病 1 年内死亡。

患了骨质疏松症可能会有的表现

■
■
■
■

▶ **5. 腰背痛是骨质疏松症最主要的表现吗**

　　疼痛是原发性骨质疏松症最常见、最主要的症状,往往在负荷增加时加重。疼痛以腰背痛多见,周身骨骼疼痛也不少见。骨质疏松症患者骨转换过快,骨吸收增加。一般骨量丢失 12％ 以上时即可出现骨痛。老年骨质疏松症患者椎体骨小梁萎缩,数量减少,椎体压缩变形,脊柱前屈,腰部肌肉为了纠正脊柱前屈,加倍收缩而导致肌肉疲劳甚至痉挛,从而产生疼痛。若出现胸腰椎压缩性骨折时疼痛明显加剧,并在骨折部位的棘突(俗称"算盘珠")有强烈叩击痛。

▶ **6. 骨质疏松症所引起的疼痛有什么特点**

　　骨质疏松症引起的疼痛可以全身痛,也可以某一个部位(如腰背部)疼痛为主。疼痛严重时甚至会限制活动,患者翻身、起坐及行走会有明显困难。患者一般只能大致指出疼痛的部位,但具体部位常说不清楚;而外伤引起的疼痛定位十分明确,患者可以明确指出疼痛的具体部位和范围。

　　疼痛个体差异显著。同样程度的骨质疏松,有的人疼痛十分明显,甚至难以耐受;而有的人仅表现为轻度的疼痛和不适。因此,仅仅从疼痛的程度,很难判定骨质疏松的严重程度。

疼痛有多种性质。与外伤（如皮肤切割伤、组织挫压伤等）造成的剧烈锐痛不同，骨质疏松引起的疼痛一般为钝性疼痛，如隐痛、胀痛、酸痛或放射痛、间歇痛与持续痛交替出现等。同一患者，同一部位也可有不同性质的疼痛。

▶ 7. 骨质疏松症患者是不是容易骨折

骨质疏松症是以骨强度下降、骨折风险性增加为特征的骨骼系统疾病。而骨强度由两方面组成：骨密度和骨质量。分别指的是骨组织的总量和骨的微结构。这就好比工厂加工出来的一件产品，由好多个零件组成，它的零件除了要有一定的数量之外，还要保证这些零件的质量才行。只有这样，这件产品才能称得上是一个合格的产品。

老年人骨质变脆，力学强度降低，即骨承受和抵抗外力的能力减弱是骨质疏松性骨折的内部原因。另一方面，骨结构的变化也是一个重要因素。显微镜下看骨骼内部，像蜂窝一样的组织，这其中一根根连接的结构，就如同是房屋的大梁，我们把它们叫做骨小梁。正常成人骨小梁排列密集，连接性好，均匀。骨质疏松的病理改变为骨小梁变细，数目减少，其之间的空隙越来越大，甚至出现骨小梁的断裂，末端游离，造成残存骨小梁的负荷加重，降低了骨小梁的强度。骨的几何形状决定了骨的结构力学特征，而骨的微细结构则直接影响骨的材料力学性能，骨结构的微小变化就可使骨的强度明显下降。

骨折是骨质疏松症最严重的并发症。

▶ 8. 为什么骨质疏松会造成身高变矮和驼背

严重的骨质疏松症患者可有身高变矮和驼背，它们是骨质疏松症重要的临床体征之一。由松质骨和皮质骨组成的骨骼中，松质骨更易发生骨质疏松改变。脊柱椎体前部几乎多为松质骨组成，而且此处应力集中，承重负荷高。特别是胸腰段椎体（胸9至腰2），属于脊柱生理弯曲移行过度区域，应力负荷更大，容易受压变形。多节椎体的压缩可导致身高的变矮。脊椎压缩性骨折有 20%～50%的患者无明显临床症状,因而有些患者直至身高变矮才发现已经患有骨质疏松症。

骨质疏松性胸腰椎压缩性骨折时,椎体前方受压变形可导致"前低后高"样楔形变,造成脊柱前屈增大,后凸加剧,形成驼背。驼背的程度越重,胸腰背痛越明显。除驼背外,有的患者还出现脊柱侧弯和鸡胸畸形等。

▶ 9. 为何会影响心肺功能或产生腹部不适

骨质疏松症患者若胸椎骨折会导致胸廓畸形,使肺活量和最大换气量显著减少,从而影响心肺功能;患者往往出现气短、胸闷和呼吸困难等症状。而腰椎压缩性骨折则可能会改变腹部解剖结构,导致便秘、腹痛、腹胀、食欲减低和过早饱胀等症状。

第二讲

知晓病因

为什么会患骨质疏松症

你需要知道骨的结构和功能

▶ 10. 人体骨骼有哪些基本作用

人体骨骼以一定力学结构和方式,互相连成一个整体,在全身各系统的相互配合下,骨骼在人体内具有以下功能。

(1)支架功能:骨是全身最坚硬的组织,骨骼通过关节、关节囊、韧带、肌肉互相联结成一个完整的有机整体,构成人体的支架,对身体起着负重作用、支撑作用,可以保持身体的形状和姿势,并负荷身体重量。

(2)运动功能:骨骼系统本身没有自主的或主动的运动功能,其活动是通过神经系统支配的骨骼肌牵拉而实现的,骨骼起到杠杆的作用,使身体完成各种动作和运动。

(3)保护内脏功能:人体的骨骼按一定方式联结而围成环绕一定形状的腔隙,以其坚硬的组织结构起到保护内脏器官、保护血管正常形态及避免部分神经被卡压的作用。如脊椎骨形成的椎管保护脊髓;骨盆骨围成盆腔,保护子宫、膀胱等。

(4)参与人体钙、磷代谢作用:骨是体内钙和磷的储存库,是身体代谢所需钙、磷的最可靠来源,对血液中的钙、磷浓度起到负反馈调节作用。钙、磷的调节机制受到许多因素如甲状旁腺素、降钙素、维生素、性激素等的影响。

(5)造血和免疫功能:人体在出生后,位于骨髓腔中红骨髓是唯一的造血器官,可产生红细胞、白细胞和血小板等。各种血细胞都有一定的生命周期,在正常状态下,血液中各种血细胞的生成、发育、释放、死亡和清除等都处于动态平衡,从而保持身体的正常血液循环生理活动。

▶ 11. 组成骨的矿物质有什么作用

组成骨的矿物质主要是钙、磷、镁及其他微量元素。

(1)钙:钙是人体中含量最多的矿物质元素,约占人体重量的2%。一个正常成年人(体重60千克)体内钙含量约1 200克。钙是构成人体骨矿物质的重要成分,也是血液凝固的必要物质,对保持神经、肌肉的应激性和肌肉的收缩起重要作用,并参与黏蛋白和黏多糖的构成。钙是体内多种激素分泌的调节剂,可以增强许多酶的活性,对维持细胞内的渗透压和调节酸碱平衡起到重要作用。所以,钙代谢异常可造成骨代谢及身体各系统功能的异常。

(2)磷:在人体内的含量仅次于钙,约占体重的1%。成年人体内磷的含量是500~600克,其中90%存在于骨骼中。在软组织中的磷主要以有机磷、磷脂和核酸的形式存在。在骨组织中所含的磷主要以无机磷的形式存在,即与钙构成骨盐成分。磷是核糖核酸、脱氧核糖核酸的构成元素之一,对生物体的生长发育、遗传代谢及能量供应等都是不可缺少的,磷也是细胞维持膜的完整性、发挥细胞功能所必需的。

(3)镁:成人体内镁含量为21~28克,其中60%存在于骨中。镁具有广泛而重要的生理功能,镁可催化或激活体内多种酶,是能量转运、利用和储存的关键元素,并且可以调节脱氧核糖核酸(DNA)的结构。镁对骨的生长来说是必需的,对骨重建有促进作用。

(4)微量元素:铁、铜、锌、钴、锰、铬、硒等多种元素由于在人体内所占比重很小,因此被称为微量元素,占人体总量的0.05%。微量元素的特点是含量少,与体内其他物质结合后,具有高度的生物活性,与人体的生长发育及疾病的发生发展有密切的关系。有些微量元素(如铜、锌、硒、氟、锰等)能促进骨的代谢,而另一些微量元素是有毒元素(如铝、铅、镉等),会干扰骨的钙、磷代谢。

▶ 12. 组成骨的蛋白质各自有什么作用

组成骨的蛋白质主要有胶原、非胶原蛋白和葡萄糖蛋白。

（1）胶原：骨基质的90％由胶原组成，它在维持纤维连接组织的结构及功能上起重要作用。

（2）骨基质非胶原蛋白：硫酸软骨素蛋白聚糖、饰胶蛋白聚糖及双糖链蛋白聚糖等决定了骨基质的特异性。

（3）葡萄糖蛋白：成骨细胞释放的碱性磷酸酶（ALP）对骨的矿化有重要作用，骨粘连蛋白在不同组织的功能尚不完全清楚。含RGD的蛋白质包括血小板反应蛋白（在矿化基质中最复杂的蛋白聚糖之一）和纤维粘连蛋白（FN），尽管纤维粘连蛋白广泛存在于血浆及动物组织中，由于其结构的复杂性及重要的生化活性使它成为矿化基质中最有意义的蛋白之一。其他含精氨酰-甘氨酰-天冬氨酸（RGD）的蛋白质如骨桥蛋白等都是骨基质的重要组成部分，在骨的形成中起重要作用。

▶ 13. 密质骨和松质骨有什么区别

骨是一种具有独特结构的高密度结缔组织，在结构上可分为松质骨和密质骨。

松质骨呈海绵状，由许多针状或片状的骨小梁互相交织构成的，分布于长骨的两端、短骨、扁骨及不规则骨的内部。由于骨小梁形成许多骨孔结构，故命名为松质骨。骨小梁之间有互相连通的空隙，形成骨髓腔，骨髓腔内有骨髓和血管等组织。长骨松质骨内的红骨髓，始终保持着造血功能。松质骨占人体骨量的20％，总体积约为350立方厘米。

密质骨又称皮质骨，形成密质骨的所有骨板均紧密结合，并且排列非常规则，肉眼下无空隙，故命名为密质骨。长骨的骨干、扁骨和短骨的表层等主要由密质骨组成。密质骨占人体骨量的80％。现已证实，密质骨主要由骨单位骨板形成，这是一种多层呈同心圆排列的筒状骨板，其中央有一管腔，称哈弗斯管,是血管、淋巴管和神经的通路。

▶ 14. 骨质疏松发生时,为什么松质骨最先受影响

密质骨与松质骨在人体的骨骼中,常没有明显的分界线,彼此移行。密质骨主要是起到机械和保护作用,松质骨有较高的骨重建能力,代谢比密质骨活跃。因此,局部病变或代谢异常引起的骨结构的改变,往往先从松质骨开始。

骨质疏松是一种以全身所有骨骼系统骨量减少为特征的骨代谢性疾病,骨的矿物质和骨基质的等比例减少。骨密质和骨松质的骨量均减少,但其中对松质骨不仅骨量丢失时间明显早于密质骨,而且丢失程度也重于密质骨。

▶ 15. 骨质疏松的病因是什么

骨质疏松症是由各种原因所引起一种全身性的骨病。激素的调控、营养状况、运动、遗传基因、免疫功能以及某些药物对骨质疏松的发生均有影响。

(1)绝经后雌激素减少:绝经后或卵巢切除后,体内雌激素水平下降,从而导致的骨质疏松临床上称其为Ⅰ型骨质疏松。雌激素具有抑制骨吸收和促进骨形成的作用,当体内雌激素减少,一方面会造成骨对甲状旁腺素的敏感性增加,导致骨溶解;另一方面会影响骨胶原的成熟,即使骨形成速度减慢。这两方面的作用共同导致体内骨量的减少,骨质变得疏松。

(2)钙缺乏:骨中的钙占人体全身钙含量的99%,钙的缺乏显然对骨质疏松的发生有着重要的影响,长期的低钙饮食会使体内血钙的浓度下降,此时骨钙溶出以维持血钙的稳定,但溶出后骨质本身变得疏松。

(3)运动减少:户外活动的减少至少有两个方面的影响导致骨质疏松的发生。一方面是失用,任何原因的长期失用,例如瘫痪、严重的骨关节炎、石膏固定等,都会影响到骨代谢的平衡,形成的是一种骨生成相对减弱、骨吸收相对增强的结果,从而导致骨质疏松;另一方面是光照的减少。户外活动时,阳光中的紫外线照射可以使皮肤中产生维生素 D_3,可促进肠对钙的吸收,有利于骨生成。当户外活动减少,光照也相应减少,不利于骨形成。

（4）遗传基因的影响：通过家系和双生子的研究已经表明，遗传基因也对骨量的积累、骨质疏松的发生起到重要的作用。1994 年，科学家莫里森首先发现了维生素 D 受体等位基因（VDR）与骨密度的关系，揭示了遗传基因在骨质疏松发生中的重要地位。之后还发现了，雌激素受体基因、Ⅰ型胶原基因、转移生长因子 β、降钙素受体基因等 20 多种基因都与骨质疏松相关。

（5）药物的影响：大量长期地应用糖皮质激素则会导致骨质疏松，它的作用机制有损害成骨细胞、骨细胞和破骨细胞，引起骨吸收增加、骨形成减少；降低性功能，抑制性激素的成骨作用；影响肠吸收和肾重吸收钙减少等。长期服用抗癫痫药物，如苯巴比妥、卡马西平等，也会导致骨质疏松的发生；这些药物通过诱导肝酶加速分解有活性的维生素 D，影响骨和肠道对钙的吸收，以及影响体内激素水平等机制，造成骨量丢失，引起骨质疏松。

（6）老龄化：老年性骨质疏松症临床上称为原发性Ⅱ型骨质疏松症。其发生的原因可以看做是上述原因的综合结果。

▶ 16. 造成骨质疏松的病理基础是什么

在人的一生中，骨骼中的钙会不断地溶解到血液中，血液中的钙也会不断地沉积到骨骼中。这样的平衡就像是一个天平，一方面保证着血液中钙生理浓度的稳定，另一方面也保证骨骼中骨量的稳定。一旦由于各种因素打破这个平衡，骨的吸收超过骨的形成就会导致骨质疏松。

这是对造成骨质疏松的病理基础所做出的最简单的介绍，不同病因所导致的骨质疏松还存在其他不同的重要的病理基础。以最常见的老年性骨质疏松来举例，将细分为三方面病理基础。

（1）骨干细胞减少和成骨分化障碍：成骨细胞是从骨干细胞而来，实验发现随着年龄的增加，骨干细胞随衰老而减少，与此同时，骨干细胞向成骨细胞的分化能力也降低。成骨细胞的减少是导致老年人骨形成能力降低的重要原因。

（2）维生素 D 不足：阳光中的紫外线照射可以使皮肤中产生维生素 D_3，再经体内代谢活化后的维生素 D_3 对于骨代谢的综合效应是一定程度地增加骨形成。而对于老年人来说,维生素 D 的来源不足、活性转化功能下降和对有活性的维生素 D 的反应下降,也造成骨质疏松。

（3）免疫调节失衡：免疫系统与骨代谢也密切相关,免疫细胞所产生的细胞因子对骨代谢有明显的影响。年龄老化过程中,骨吸收免疫细胞因子上调,刺激破骨细胞分化和骨吸收,也成为造成骨质疏松的病理基础。

▶ 17. 检测骨质疏松相关遗传因素有什么价值

骨质疏松与遗传因素有关,那么检测相关的基因是否能够有效地预防骨质疏松的发生,或者尽早地筛选出容易发生骨质疏松的高危人群,并提前加以保护与干预?

基因检测能指导临床对不同基因型的患者采用个体化的治疗方式。对不同遗传基因的患者采取同样的补充钙与维生素 D 活性物质的预防措施后,骨密度改变的结果是不同的。根据不同的基因型患者采用不同的治疗方案,可使治疗效果最大化。

目前基因治疗尚在实验阶段,临床上还不能对骨质疏松采用基因治疗,但基因治疗的前景是广阔的,或许在未来可以真正实现骨质疏松的逆转。

▶ 18. 骨转换是怎么回事

骨转换可分为广义和狭义两种概念。广义的骨转换是指从骨的发育、形成和不断生长代谢的整个过程,包括了骨的发生、骨塑建及骨再建等过程。狭义的骨转换是指骨组织的新陈代谢,相当于骨的再建过程。

骨塑建过程是指骨表面在组织间隙单方向运动,形成骨的几何形状和大小,渐渐达到一定的外部形态。骨的塑建过程中,主要是通过软骨内骨化过程,使新生骨沿纵轴方向生长,骨干的骨外膜不断有新骨形成,这样骨的周径就不断增大。在骨的干骺端,新生骨小梁不断形成,直到骺板愈合后停止。骨塑建过程一般在 18～20 岁,骨成熟后即停止。骨再建存在于人的整个一生中,先是通过破骨细胞的作用,移除一定量的骨组织后,再通过成骨细胞在骨吸收区形成新骨组织,一般骨基质在吸收区沉积后的1周左右,类骨质开始矿化,在2～3天内完成。骨再建过程中,不改变骨原来的构筑、大小和骨量。

骨塑建和骨再建虽均有骨吸收和骨形成的过程,但形式完全不同。骨塑建中的骨吸收和骨形成不存在耦联现象。在骨的生长期,在未成熟的骨表面都在进行骨吸收或骨形成过程,不同点仅仅是在于骨的生长速度。骨塑建最后形成骨量增加及骨的外形增加等;骨再建过程中,骨吸收和骨形成的关系非常密切,有明显的耦联现象。在所有的骨再建表面,不断经历着骨吸收、骨形成及骨静止的3个阶段。随着年龄的不断增大,骨的形成速度慢慢达不到骨的吸收速度,最后导致骨量的丢失而形成骨质疏松症。

▶ 19. 高转化型和低转化型骨质疏松症有什么区别

高转换型骨质疏松症,又称原发性Ⅰ型骨质疏松症,常见于绝经后的妇女,发生的主要原因是绝经后体内的内分泌改变所致。绝经后体内的雌激素、降钙素和活性维生素D等减少,最主要的是雌激素的减少。雌激素的减少,使骨吸收与骨形成率都明显加快,总体是骨吸收明显大于骨形成,从而形成骨质疏松症。骨丢失以骨小梁丢失为主,临床上以椎体骨折和桡骨远端骨折多见。

低转换型骨质疏松症又称原发性Ⅱ型骨质疏松症,常见于老年人,发病年龄在70岁左右。发病原因是多方面的,最主要的是由于组织和器官的衰老及功能减退。由于成骨细胞的功能减弱,肝肾功能欠佳,维生素D活化减少,钙吸收减少,食欲下降和运动不足等原因,使骨吸收与骨形成均减弱,骨转换率低,骨丢失速度慢。皮质骨和骨小梁骨均丢失,临床上以椎体骨折和髋部骨折多见。

▶ 20. 骨质疏松症患者的骨代谢发生了哪些变化

骨代谢在细胞层面上有两种细胞起着重要的作用,一种是吸收骨基质的破骨细胞,另一种是合成骨基质的成骨细胞,如果将骨骼比喻成"小区",那么成骨细胞就好像是"建筑工",帮助骨骼建造"新楼";破骨细胞仿佛是"爆破手",专门负责炸毁和清理"旧楼房",成骨细胞和破骨细胞分布在骨膜、骨小梁及骨皮质处。

　　骨和钙的代谢过程主要受甲状旁腺素(PTH)、维生素 D 活性代谢产物和降钙素三大重要激素以及一些局部细胞因子和机械应力的调节。正常人PTH 分泌具有时相性,而骨质疏松患者 PTH 以杂乱无章形式分泌,造成骨形成及骨吸收的不平衡,引起骨量丢失和骨结构改变;$1,25(OH)_2D_3$是维生素 D 活性代谢产物,骨质疏松患者中大多存在缺乏或活性降低等现象,在骨质疏松症的发病中起着重要的作用;降钙素可以抑制骨吸收,也可以调节成骨活性,这种作用不依赖于 PTH 和维生素 D 存在,而降钙素的分泌受到血钙浓度的直接影响。

　　骨质疏松症患者的骨代谢特点是由于各种调节物质的分泌及作用失调,使成骨细胞和破骨细胞之间的平衡被打破,最终导致破骨活性大于成骨。

几类好发骨质疏松症的人群

■
■
■
■

▶ 21. 女性为什么容易得骨质疏松症

骨质疏松症的患者不断增加,而其中以女性居多,造成这种现象的原因何在,将从以下几个因素加以解释和分析。

(1)月经对骨质疏松的影响:女性月经周期性的改变主要是由于体内雌激素的周期性改变而形成的一种表现形式。雌激素在女性绝经前,于体内维持一定的水平,这使得女性体内骨质的生成与破坏保持一定的平衡,或仅仅是破坏稍稍大于生成;而在绝经后,由于体内雌激素水平迅速而显著地下降,使骨质的破坏明显大于生成,从而直接导致了骨质疏松的形成。这也是女性容易骨质疏松的最主要的原因。

(2)妊娠和哺乳:妊娠期间,由于胎儿在形成和发育时期的营养物质完全来源于母亲,母亲对于钙、磷和其他矿物质的需求量产生了极大的增加。如果在这期间,母亲存在摄入不足或吸收障碍的情况,为了维持胎儿的生长发育,母体将会溶解骨质,动用骨骼内储存的钙,以填补摄入或吸收的不足。

(3)缺乏运动:运动对于骨密度的增加有明显的帮助。由于成年以后女性的运动量明显少于男性,且运动对骨密度的提高在男性中比在女性中的作用更加显著,故女性更易得骨质疏松症。

(4)节食:现代女性崇尚以瘦为美,甚至追求骨感美,这使得体内的脂肪含量大大降低,而脂肪细胞中的某些酶可使人体内的雌激素生成增多,所以脂肪含量的降低也间接地造成了雌激素的缺乏,从而导致了骨质疏松在女性中的相对高发。

（5）不良的饮食习惯：相对于男性,女性更习惯吃零食,挑食,这直接影响了对于正餐的摄入量以及不同营养种类的摄入,造成营养摄入的不平衡,使得某些营养元素缺乏,从而影响了钙质的吸收和利用,造成骨质疏松。

▶ 22. 老年人一定会得骨质疏松症吗

骨质疏松症分为原发性骨质疏松症和继发性骨质疏松症。其中,原发性骨质疏松症又可以分为 2 种,Ⅰ型即绝经后骨质疏松症;Ⅱ型即老年性骨质疏松症。

继发性骨质疏松症的原发病因明确,包括内分泌代谢性疾病（如性腺功能减退症、甲状腺功能亢进症、甲状旁腺功能亢进症、库欣综合征、催乳素瘤和高催乳素血症、激素缺乏症、Ⅰ型糖尿病等）和全身性疾病（如器官移植术后、肠吸收不良综合征、神经性厌食、慢性肾衰竭、骨髓纤维化、白血病、系统性红斑狼疮、营养不良症等）。

从上述的分类中可知,原发性骨质疏松症患者大多数是中老年人。而对于继发性骨质疏松症来说,年龄仅与原发病因有关,与骨质疏松没有显著的关系。

▶ 23. 骨质疏松症与体形有关吗

体形在医学上主要通过体质指数（BMI）来反映,其计算方法为：体重（千克）/身高（米）的平方。BMI<20 为低体重;BMI20～24 为正常;BMI>24 为肥胖。骨质疏松症的发生率通常与 BMI 呈反比,即 BMI 数值大时,发生骨质疏松症的概率降低,其原因有以下几点。

（1）BMI 数值大的人,其骨骼承受的压力也相应较大,这能刺激负重的骨骼的生长以及延缓其骨量的丢失。

（2）BMI 数值大的女性，通常脂肪组织含量较多，而脂肪组织的多少能直接影响血液中雌激素的水平。雌激素则能通过与成骨细胞结合，使得护骨素的表达增加，从而降低破骨细胞的活性；同时雌激素抑制甲状旁腺激素对于骨吸收的作用，抑制骨吸收而促进骨形成。

（3）BMI 也能反映人体的综合营养状况，BMI 数值较低者，通常营养状况不甚理想，而营养状况的不良对于骨代谢平衡的维持和重建有直接的影响。

但由于 BMI 增高，可明显增加心脑血管疾病以及代谢性疾病（如冠心病、脑卒中、糖尿病等）的发生，所以应保持适当的 BMI，如一味追求较高的 BMI 水平，则易造成其他系统疾病。

▶ 24. 什么程度的"变矮"要警惕骨质疏松

老年人身高变矮的原因主要有以下两个方面：一是由于椎间盘变性导致椎间盘变薄，二是由骨质疏松引起的椎体楔形改变甚至椎体压缩性骨折而导致高度降低，最终可能引起驼背或畸形。在日常活动中，脊柱不断进行屈伸活动。椎体位于脊柱的前部，几乎多为松质骨组成，在不断的前屈活动中，椎体前缘所承受的负重量大，在骨质疏松的情况下，椎体负重能力下降，受压的椎体逐渐压缩变形引起高度丧失，使脊椎前倾，形成驼背。随着年龄增长，骨质疏松加重，驼背曲度加大，为了保持重心，膝关节随之屈曲变形，身高就会逐渐降低。

如果老年人的身高比前 1 年低 2 厘米，或是比年轻时最大身高低了 3～5 厘米，就需要警惕是否罹患了骨质疏松症、发生了椎体楔形改变甚至压缩性骨折。老年患者中 70% 的椎体压缩性骨折是无痛性的，唯一的表现可能就是身高的降低。

骨质疏松使身高变矮

由于身高变矮常常是骨质疏松症的唯一表现，测身高变化是老年人最简便又直接的自我判断是否存在骨骼健康隐患的方法。一旦发现异常，可以通过到医院做双能 X 线吸收仪检查，结合骨代谢指标，明确诊断并及时制订合适的治疗方案，以延缓骨质疏松的进一步发展。

▶ 25. 吸烟、饮酒与骨质疏松有关吗

吸烟与骨质疏松有关，吸烟能降低骨密度，是引起骨质疏松、导致骨折危险增加的原因之一。大部分吸烟者从青年就开始吸烟，青年期正好是骨密度峰值形成的关键期，吸烟对骨峰值的影响为日后老年性骨质疏松的发生打下伏笔。无论男女，吸烟都是导致骨质疏松的危险因素，且危险将随着年龄增加而加重。最近的研究还表明，吸二手烟同样是骨质疏松的危险因素，因此，尽早戒烟不仅有利于自己，同时也有利于身边的人。

饮酒过量或者说酗酒也是会导致骨质疏松的，有不少的研究资料表明饮酒过量者更易发生骨折。一般认为，平均每天摄入的乙醇（酒精）量超过 40 克，就有导致骨量丢失的危险。乙醇的换算方式为：乙醇（克）＝饮酒的体积（毫升）×酒的度数（%）×0.8。在饮酒的种类上，一般认为啤酒和蒸馏酒导致骨质疏松的作用比较明显，葡萄酒的作用比较轻微。

那么适量饮酒对骨质有影响吗？有研究指出，适量饮酒有助于提高骨密度。但此现象还应该慎重考虑，这可能与适量饮酒者良好的营养状况、生活方式以及社会经济因素有关。那么对于饮酒所造成的骨质疏松是否可以逆转呢？目前认为，一般在戒酒 2 年后，骨形成会增加。因此，戒酒是预防嗜酒者骨量继续丢失乃至骨质疏松的最好措施。

▶ 26. 缺少运动是不是容易得骨质疏松症

"生命在于运动"，骨骼作为人体运动系统的重要组成部分，运动当然对于骨骼有着重要的影响。运动员由于经常运动，骨密度高，骨骼坚硬，极少有骨质疏松。而对于一般的健康人，长期卧床休养，承重部位的骨量明显丢失。运

动太少容易引起骨丢失,适当的运动能维持骨强度,稍高于平常所承受应力的运动则能增加骨强度。

正因为体育运动能够改善和维持骨结构,经常运动被视为一种能有效预防骨质疏松的措施。对于儿童和青少年来说,运动可以促进骨量的积累,提高骨峰值。对于成年人,运动在一定程度上能增加骨量并阻止骨量的丢失。对于老年人,运动除了有维持骨量的作用外,还能增加肌肉的强度,减少由于跌倒而引起骨折的风险。因此建议普通人应该尽量参与跑步、羽毛球等运动,有利于预防骨质疏松的发生。

▶ 27. 职业与骨质疏松症有关系吗

易造成骨质疏松的因素中,可能与职业有关的因素主要有:吸烟、酗酒、大量饮用咖啡、光照不足、体力活动不足、失重。因此,从事有上述特点职业的人是发生骨质疏松症的高危人群。如吸烟、酗酒在销售行业从业者中是较普遍的现象;大量饮用咖啡、光照不足、体力活动不足,在高压力的白领中较为常见;失重在航空航天领域的科研人员和宇航员中,则是不可避免的一种状态。

另外,在60岁以前,从事文职工作的人与其他从事体力活动较多的人相比,发生骨质疏松的概率明显较高。而60岁以后,从事体力活动较多的人,发生骨质疏松症的概率也有明显的升高。除了身体的正常老化以外,可能还因为随着年龄的增长,体力劳动已力所不及,活动量也大大减少;加上年轻时繁重的体力劳动对于骨关节的劳损开始突出表现,使得活动量更加减少。

▶ 28. 为什么长期卧床也会引起骨质疏松

长期卧床所造成的骨质疏松临床上称其为废用性骨质疏松。卧床时,躯干与双下肢处于完全不负重的状态,与此同时肌肉的张力会减低,对骨的刺激和应力减少,骨骼处于一种无负荷、低应力刺激的状态下,骨形成与骨吸收会寻找一个新的平衡,骨量就会逐渐减少。运动的减少还会影响循环系统,血流的变化导致骨的血供的不足,最终导致骨量减少,骨质变脆,骨质疏松发生。

▶ 29. 患骨质疏松症的人都缺钙吗

骨质疏松症与钙有直接关系,骨骼缺钙就会出现骨质疏松,钙的缺乏是公认的骨质疏松因素,骨质是否疏松,主要是看骨骼中钙的含量有多少。当人体缺钙时,身体有一套机制来维持血钙的浓度。人体主要由小肠上段吸收膳食中的钙,钙的吸收率随年龄增长而下降,一般在 40 岁以后,钙吸收率逐年下降。当人体中血钙浓度降低而又没有摄入充足的钙时,甲状旁腺就会分泌升血钙素来调节骨骼中的钙,使其释放到血液中去,从而导致骨骼中钙的流失,骨骼中钙含量降低。因此,缺钙会导致骨质疏松。

但是,导致骨质疏松有多种原因,并不是所有的骨质疏松都是因缺钙引起的。体内激素调节紊乱、内分泌代谢异常、对钙元素吸收能力减弱,是大部分骨质疏松症的真正发病原因。此外,如各种原因的废用少动、不负重等引起的废用性骨质疏松,主要是因为对肌肉的机械刺激减弱造成肌肉萎缩,骨形成作用减少、骨吸收作用增强导致骨质疏松,而并不是因为缺钙。因此,缺钙会引起骨质疏松,但骨质疏松的人并不一定都缺钙。

▶ 30. 骨质疏松与营养因素有关吗

钙、磷、维生素 D、维生素 K 及部分微量元素是骨骼构成和维持生理功能的物质基础,身体对这些营养元素摄入不足就会造成骨代谢障碍、骨显微结构改变,骨折危险度加大,称之为营养性骨质疏松。摄入营养不足和比例失调是骨质疏松的一个重要发病因素。营养性骨质疏松由以下几种原因造成。

(1)钙缺乏:钙的缺乏是引起骨质疏松的一个重要因素,导致缺钙的原因有饮食钙量摄入不足和钙吸收不良。

(2)磷代谢异常:高浓度的磷可使血清钙浓度下降,骨溶解,骨矿减少。

(3)蛋白质:蛋白质分解产物硫酸盐可抑制肾小管中钙的重吸收,骨吸收加强,骨矿物质减少而导致骨质疏松。

(4)维生素 D 缺乏:维生素 D 对骨矿物质代谢具有双向调节作用,既可以促进新骨形成,又可促进钙从骨中游离出来,使骨组织不断更新,维持平衡。

（5）镁的影响：身体缺镁,骨吸收增强,长期缺镁会导致骨质疏松。

（6）氟过量：氟作为钙磷沉着基质,起着骨胶原的作用,适量摄入氟有利于钙磷吸收,增加骨的强度和硬度;摄入过多则会对身体有害,甚至会导致骨质疏松症的发病。

第三讲

协 助 诊 断

选择合适的检查

辅助检查很重要

▶ **31. 骨质疏松症的诊断标准是什么**

目前,诊断骨质疏松症仍以骨密度降低为基本依据。骨密度降低以骨矿含量测定和脊柱腰椎 X 线片相结合判断,具体标准主要以双能 X 线吸收法(DEXA)为手段制定。

参考世界卫生组织的诊断标准,并结合我国国情,以汉族妇女 DEXA 测量峰值骨量为正常参考值,骨密度(BMD)值低于正常年轻成人骨密度值在 1 个标准差之内,即 T 值>-1,为正常;BMD 值低于正常年轻成人的骨密度值在 1～2.5 个标准差之间,即 T 值在-1～-2.5,为骨量减少;BMD 值低于或等于正常年轻成人 2.5 个标准差,即 T 值≤-2.5,为骨质疏松症。其中,T 值≤-2.5 同时伴有一处或多处骨折或者 T 值<-3.0 者为严重骨质疏松症。

参考日本 1996 年所制定的标准,也可采用骨量丢失百分率的方法进行诊断。骨量减少值≤正常值的 12％为正常,骨量减少值为正常值的 13％～24％为骨量减少,骨量减少值≥正常值的 25％为骨质疏松。其中,骨量减少值大于或等于正常值的 25％同时伴有一处或多处骨折,或者骨量减少值大于或等于正常值的 37％的为严重骨质疏松症。

▶ 32. 骨 X 线片能诊断骨质疏松症吗

X线片是初步诊断骨质疏松症的基本手段,它所观察的主要是骨骼的密度、骨皮质的形态、骨小梁的数量及分布等。双能X线吸收法进行骨密度测定是目前诊断骨质疏松症的金标准,骨密度测定虽然敏感性高,但并不能全面地反映骨质疏松合并的骨关节病变,而且易受椎体骨折、腹主动脉钙化、椎体骨质退行性变及含皮质较多的椎体附件的影响。而普通X线片虽然敏感度不如骨密度测定,但可全面反映骨质疏松症合并的骨折及其他骨质病变,两者可以互相补充。

骨质疏松症的X线片表现主要是骨小梁减少、变细以及骨皮质变薄。X线片可以用来诊断骨质疏松症,而且它在诊断骨质疏松性骨折方面起着重要的作用。但必须指出,骨质疏松症的X线片表现出现较晚,骨矿物质必须丧失30%～50%方能呈现出骨质疏松性X线片表现。而且在观察患者骨质疏松进展或治疗效果方面,X线片改变由于难以量化,不能充分、直观地展示出患者的骨质改变情况。因此,在经济条件允许的情况下不推荐单独用X线片来确诊骨质疏松症。

▶ 33. 骨质疏松性骨折的 X 线表现和其他骨折有差别吗

骨质疏松发生后,全身骨骼同时受累,由于脊椎承受了上半身绝大部分的重量,因此椎体发生骨折的概率就相对较高。在受到轻微外伤(如倒地、车辆颠簸等)或自发性、无明显诱因的情况下出现压缩性骨折致使椎体变形,所以骨质疏松性椎体压缩骨折与外伤性脊柱骨折有较大的差别,它是一种病理性骨折。椎体骨折如对脊神经及其发出的分支造成严重损伤时,可致下肢瘫痪。骨质疏松造成椎体压缩变形的X线具有以下表现。

(1)骨折大多发生在下胸椎和上腰椎。

(2)骨折椎体的表现大致可分为3类:楔形椎、凹陷椎及扁平椎。

(3)有时可见发生压缩骨折的椎体后上角上翘突向椎管,该表现是骨质疏松性椎体压缩骨折的特征性表现。其特异率达 100%,而敏感率仅为 16%,即,出现该表现即可诊断为骨质疏松性椎体压缩骨折,但在骨质疏松性椎体压缩骨折的患者中仅少数表现出该征象。

（4）多有重复发生骨折,并且多节椎体发病,多种压缩形态并存。

（5）多伴有脊柱侧后凸畸形。

▶ 34. 超声检查对诊断骨质疏松症有什么价值

自从 1984 年,跟骨定量超声测量被用来区分骨质疏松性骨折患者与正常人群的事被报道以来,超声测量骨密度引起了许多学者的重视。近年来,超声在骨质疏松方面的应用发展很快,许多学者做了大量研究,主要在以下几个方面:正常参考值的建立和年龄变化规律,诊断标准的确定及预测骨折的能力。

目前市场上有不同厂家生产的超声骨密度测量仪几十种,由于各种机器工作频率、耦合方式及测量部位不同,所以测得结果无法比较。而且,超声骨密度测量还没有建立用于校正的体模,因此无法相互校准和换算。另外,大多超声仪器还不能测量脊柱和股骨等骨质疏松好发部位,不能准确反映全身骨丢失情况。这些都限制了超声在骨质疏松症诊断方面的应用。

但是,超声骨密度测量具有无放射性、便携、廉价等优点,并能在一定程度上反映骨小梁结构。这些优点使得超声测量非常适宜做骨质疏松症普查筛选,在骨质疏松症的诊断中具有很大的潜力。但超声测量的质量控制问题和超声测量能否单独作为骨质疏松症的诊断标准问题,都值得进一步研究。

▶ 35. 骨密度与骨质疏松症有什么关系

骨质疏松症是骨强度下降,骨脆性增加,易于发生骨折的一种全身性骨骼疾病。骨强度指骨的弹性及抗外力的能力,包括骨密度和骨质量(骨的微细结构),骨密度测定仅能反映骨量变化而不能检测骨结构的变化。由于骨密度变化能够代表 75%~80% 的骨强度变化,故在多数情况下骨密度测量可以预测骨质疏松发生的危险性。但在有些情况下,虽然患者骨密度正常,或者某些不适当的抗骨质疏松治疗后骨密度有所提高,新的骨折仍不断地出现,说明这些患者骨的微细结构即骨的质量不正常。

研究发现,某些不适当的治疗可刺激新骨形成,骨密度增加,但由于新产生的骨组织结构上杂乱无章,不具有良好的强度,故仍然不能避免骨折的发生。所以说,了解和测量骨的密度,可以在很大程度上了解骨质是否有疏松的情况存在。临床上通常把骨密度的值低于或等于正常成人 2.5 个标准差定为骨质疏松症。

除了骨质疏松症外,引起骨密度降低的疾病还有很多,如骨软化症、骨质纤维化、类风湿、畸形性骨炎、多发性骨髓瘤、外伤性骨营养不良、恶性肿瘤广泛转移、股骨头一过性骨质疏松、脊髓血管瘤、脊髓结核、化脓性骨髓炎等。

▶ 36. 怎样测量骨密度

(1) X 线摄片法:利用 X 线机进行摄片,观察不同部位骨骼的密度、形状,骨小梁的数量、形态及分布。因其无法定量,目前临床上较少应用。

(2) X 线吸收法:X 线吸收法基于 X 线在穿透骨组织时,由于骨矿含量的不同产生不同吸收,使其强度有不同程度下降。在 X 线吸收法中,常用的有单能 X 线骨密度仪、双能 X 线骨密度仪、定量 CT 和周围骨定量 CT。目前临床上最常用的是双能 X 线骨密度仪。

(3) 光子吸收法:利用放射性核素所产生的 γ 射线在穿透人体组织时被吸收使其强度下降的机制,由计算机计算出检测器测得衰减强度,转换成骨矿含量。目前临床上已被双能 X 线骨密度仪所取代。

(4) 超声诊断法:超声诊断是一种新型无创骨质疏松诊断技术,应用超声波在不同介质中传播速度及其衰减系数的差异,能测定骨骼的密度和强度,从而早期就可显示骨量的变化。所使用的仪器为超声骨密度仪。

(5) 骨形态计量学方法:通过骨穿刺取得骨组织样品,做病理分析,从而对骨质疏松作出正确判断。由于此项分析技术属于创伤性检测,故一般不提倡用于患者的诊断,但在动物实验中和药物疗效观察中经常采用。有时也用于临床鉴别诊断。

▶ 37. 双能 X 线吸收法测得的骨密度值易受哪些因素影响

双能 X 线吸收法临床测量的主要是腰椎和股骨上端的骨密度,影响骨密度测量的因素分为测量禁忌证及影像测量结果的干扰因素。

在腰椎骨密度测量时的禁忌证有以下几种。

(1)妊娠。

(2)在 2~6 天内口服了一些使图像有显影的药物(静脉注射一些反差大的药物由于排泄较快,因而在几小时后可能对测量影响不大)。

(3)近期进行了放射性核素检查。

(4)不能平卧于检查床上,或不能坚持 5 分钟者。

(5)脊柱严重畸形或脊柱上有金属内植物(但有骨科特殊软件者除外)。

干扰因素包括金属物,如纽扣、硬币、挂钩、拉锁、胸衣等(这些在测量中应除去)。若近期服用了含钙药品,且在肠道内不吸收(如钡剂),也会干扰。一般食物不影响测量,但如果可能,应该在餐后 2~4 小时再进行测量。

▶ 38. 如何看懂骨密度检查报告单

双能 X 线吸收法是应用最多的骨密度测量方法(无创的方法),可以称为目前临床上诊断骨质疏松的金标准。主要看两个指标:T 积分和 Z 积分。T 积分是用受检者的骨密度值与同性别正常成年人的骨密度平均值进行比较,患者可根据骨密度测定报告单上的 T 值作出诊断。按世界卫生组织标准,如 T ≥ −1.0,则表示正常;如 −2.5 < T < −1.0,则表示骨量减少;如 T ≤ −2.5(亚洲人多用 T ≤ −2.0),则表示骨质疏松。如 T ≤ −3.0,则表示严重骨质疏松。Z 积分是用受检者的骨密度值与同性别、同年龄健康者的骨密度平均值进行比较。常用的测定部位主要是第 1~4 腰椎和股骨颈。

▶ 39. 骨形成指标有哪些

骨质疏松症的诊断或疗效评价主要是要了解骨的转换率高低、骨形成和骨吸收状况及其相对强度。因此,可将这些标记物分为两组,一组为代表骨形成的指标,另一组为代表骨吸收的指标。

测定骨形成生化标记物可直接了解骨的生理代谢变化。

(1) Ⅰ型前胶原C端肽(PICP)和N端肽(PINP):PICP或PINP在血清中的含量反映成骨细胞合成骨胶原的能力,构成监测成骨细胞活力和骨形成的特异性指标。

(2) 血总碱性磷酸酶(TALP)和骨特异性碱性磷酸酶(BALP):骨碱性磷酸酶是成骨细胞成熟和具有活性的标志。碱性磷酸酶(ALP)是最常用的、经典的用以评价骨形成和骨转换的指标;总的ALP的特异性不高,但对BALP活性的检测及动态观察将为疾病的早期诊断、治疗效果的检测、病情预后等提供有效依据。

(3) 骨钙蛋白(OC):骨钙蛋白又称骨钙素或骨维生素K蛋白,或骨Gla蛋白(BGP),主要是由成熟的成骨细胞合成分泌的一种特异性非胶原骨基质蛋白,是成骨细胞的功能敏感标志。骨钙蛋白是反映骨形成的特异性指标,BGP反映成骨功能水平,凡属高转换代谢骨病、肿瘤骨转移,BGP水平可增高。

(4) 骨连接蛋白和骨涎蛋白(BSP):是成骨细胞分泌的两种主要相关蛋白,是骨形成的潜在指标。

▶ 40. 骨吸收指标有哪些

骨吸收(降解)的生化标记物虽不能像物理诊断方法(如双能X线吸收法、定量CT和定量超声等)那样确诊骨质疏松症,但可反映身体在发生和进行的骨吸收状况,提示骨基质是在快速丢失还是缓慢丢失,并预测发生骨质疏松的危险性。因此,骨吸收的生化标记物对早期诊断各种代谢性骨病,预测原发性骨质疏松的发生及其治疗监测具有主要意义。

（1）骨Ⅰ型胶原降解产物：骨吸收增加时，释放至血液或排泄到尿中的Ⅰ型胶原降解产物增加。目前一些特异性较高的Ⅰ型胶原降解产物正在逐渐被应用于评价骨吸收的状况。例如有尿吡啶啉(Pyr)和尿脱氧吡啶啉(DPyr)；Ⅰ型胶原交联氨基端肽(NTX)和Ⅰ型胶原交联羧基端肽(CTX)。

（2）尿钙定量或肌酐比值：是观察骨吸收的辅助指标，特异性差。由于尿钙受肠道钙摄入量和每日进餐时间的影响，故最好测定 24 小时尿钙含量。尿钙含量是反映骨吸收的最廉价指标，能够发现明显的骨吸收，但敏感度低，尤其在骨质疏松骨转换率相对较低的情况下。

（3）尿羟脯氨酸(HOP)：尿羟脯氨酸与尿钙一样，虽是常用的但是不敏感和非特异的骨吸收标记物。是骨吸收指标中应用历史最长的。

（4）羟赖氨酸糖苷(HOLG)：尿中羟赖氨酸比尿羟脯氨酸能更灵敏地反映骨吸收状况。

（5）抗酒石酸酸性磷酸酶(TRAP)：一定程度上反映骨吸收状况，但需结合其他的骨吸收指标，才能准确全面评价骨吸收这一复杂的代谢过程。

▶ 41. 测量骨转换指标有什么意义

骨在整个生命过程中都具有新陈代谢的活性，骨形成、骨吸收和静止 3 个阶段构成了骨再建的全过程。骨再建的速率即骨形成与骨吸收的速率称为骨转换率。破骨细胞清除旧的矿物质，成骨细胞形成类骨质并进行矿化。因此，骨代谢的过程往往能反映破骨细胞与成骨细胞的活动及骨基质、骨矿物质的变化。测量骨转换指标（即骨代谢生化指标）在骨质疏松症诊断、鉴别诊断、预防和治疗方面有如下意义。

（1）有助于原发性骨质疏松症的诊断和分型。

（2）有助于原发性骨质疏松症与继发性骨质疏松症的鉴别诊断。

（3）有助于普查骨质疏松症和骨折的危险人群。

（4）评价骨丢失率，预测骨密度和骨质疏松症引起骨折的危险性。

（5）有助于评价骨质疏松症预防和治疗的效果。

▶ 42. 骨密度和骨转换指标有什么联系

骨形成和骨吸收生化标记物具有评估骨转换率的价值，可用于判断快速骨流失。女性绝经后，标记物水平升高，提示骨转换增加，骨形成和重吸收标记物水平升高与快速骨密度流失明显相关，绝经后女性骨转换率与骨密度呈负相关。

目前有资料显示绝经后妇女骨转换生化指标与前臂骨、跟骨和髋骨测定的骨流失率相关，标记物水平升高则快速骨流失的危险性明显增高。特别是在绝经初期，生化指标明显增高，骨密度检测定为快速骨流失。血清或尿中骨重吸收指标高出正常上限值则提示该患者骨质正在流失。

▶ 43. CT 能诊断骨质疏松症吗

骨质疏松症的诊断标准首先要有骨质疏松的病史（如骨痛、肌无力等）和体征（如驼背、身高缩短、神经压迫症状等）作为基本依据，然后必须要有骨矿含量（BMC）或骨密度（BMD）的检测结果。

除了患者的症状和体征之外，在骨质疏松症的诊断中具有关键作用的就是 BMC 或 BMD 具体数值的测定。因为双能 X 线吸收测定（DEXA）有操作便捷、扫描时间短等优点，所以在临床对 BMD 或 BMC 的测定中，DEXA 使用最多。然而定量 CT（QCT）同样可以检测 BMD 和 BMC 的具体数值，目前 QCT 可以分为以下几种：脊柱定量 CT、周围骨定量 CT、容积定量 CT、高分辨率 CT 和显微 CT。在骨质疏松症的诊断中，CT 不仅可以测量 BMD 和 BMC，同时可以观察骨组织微结构的变化，但由于其放射剂量较大，目前在临床应用中没有得到广泛开展。

▶ 44. 磁共振成像能诊断骨质疏松症吗

磁共振成像（MRI）是断层成像的一种，其特点是无创伤、无放射。目前临床上可运用定量磁共振（QMR）和高分辨率磁共振（hrMR）来诊断骨质疏松症。

定量磁共振是一种通过检测骨小梁和骨交界面的磁场强度来评价骨小梁空间排列的检查方法。在骨质疏松情况下,定量磁共振检查就会发现 T2 加权像的延长。由于骨质疏松者的平均 T2 值明显长于健康人,临床上就可以利用 T2 值的变化来估计骨量的变化,从而判断骨质疏松的程度。

高分辨率磁共振又称显微磁共振（µMR）,是一种用于人体内和体外对骨小梁显微结构进行定量研究的技术方法。该方法可以提供任意方向的三维图像。骨小梁在 MRI 上显示为低信号,周围的骨髓和脂肪组织显示为高信号,因此高分辨率 MRI 可以清晰显示骨小梁结构,对骨小梁进行量化分析。

但是,限于目前的技术水平,MRI 诊断骨质疏松仍存在一定的局限性,而且对 MRI 的解释要比 CT 检查困难得多,检查费用也较贵,因此 MRI 不作为诊断骨质疏松症的常用方法。

不过,MRI 在诊断脊柱骨质疏松性骨折方面有很重要的作用,MRI 可通过观察骨髓的信号变化来判断是否是新鲜骨折（即最近发生的骨折）,对制订治疗方案有重要的参考价值。

▶ 45. 核医学技术能用来诊断骨质疏松症吗

核医学技术即同位素全身骨扫描,又称放射性核素骨显像或核素扫描。该技术通过放射性核素来检测骨组织的代谢异常,能够在 X 线和 CT 扫描出现异常之前显示某些骨组织病变。放射性核素骨扫描的敏感性很强,缺点是特异性不高,检测病变定位准确,但定性困难。临床上该技术可用于下列情况。

（1）原发性骨肿瘤及骨肿瘤的软组织和肺转移的早期诊断。

（2）检查原因不明的骨痛。

（3）选择骨骼病理组织学检查部位。

（4）制定放疗计划。

（5）淋巴瘤、乳腺癌、肺癌、前列腺癌等其他系统肿瘤的术前分期及治疗后的随访。

（6）对可疑肿瘤患者进行筛选。

（7）骨骼炎性病变的诊断及随访。

（8）应力性骨折、缺血性骨坏死等骨关节创伤的鉴别诊断。

（9）佩吉特病的定位诊断及治疗后的随访。对于骨质疏松也有一定的诊断价值。

发生骨质疏松时，人体的骨转换会发生变化。骨转换反映了骨组织的新陈代谢情况，与骨质疏松有直接关系。目前认为 I 型骨质疏松症属于高骨转换型，II 型骨质疏松症属于低骨转换型。放射性核素骨扫描可通过观察骨骼摄取 99 mTcMDP 类药物的多少来显示骨转换程度的情况。因此定量分析骨骼对 99 mTcMDP 的摄取量对骨质疏松的早期诊断有十分重要的意义。另外，放射性核素骨扫描技术还可以用来诊断骨质疏松所致的股骨头、股骨粗隆间的隐性骨折（亦称骨挫伤，为骨小梁微骨折，骨髓内沿骨折线出血，没有骨皮质中断，普通 X 线检查难以显示）和椎体压缩性骨折。

但是，由于放射性核素骨扫描显示骨的结构不如 X 线片、MRI、CT 片那样清晰，诊断特异性不强，因此并不作为诊断骨质疏松症的常用方法。

第四讲

准 确 判 断

似是而非的骨质疏松症

骨质疏松与骨科疾病的密切关系

▶ **46. 骨质软化症可能与骨质疏松症同时发生吗**

骨质软化症是成年人的佝偻病，主要表现为骨质软化、骨样组织增生、骨骼畸形，又称软骨病。缺钙是骨质软化症的发病基础。营养不良、摄入不足、长期不见阳光、慢性胃肠功能紊乱使钙不能吸收；或是肾功能障碍影响磷的排泄，使磷在肠中与钙结合排出，都可造成体内缺钙。缺钙又继发甲状旁腺功能亢进，使骨脱钙疏松。缺钙使骨内膜骨化变缓，骨吸收大于骨化，导致骨皮质变薄、疏松，以至出现畸形。

骨质疏松症和骨质软化症都是由缺钙引起的，它们的区别是骨软化症患者的骨基质（主要是骨胶纤维）无改变，只是骨矿物质（钙）减少、钙化障碍。而骨质疏松患者的骨基质、骨矿物质都减少，而且是等比例减少，骨吸收大于骨形成，也就是骨成分或骨量丢失。当骨基质和骨矿物质都减少，而骨矿物质减少程度大于骨基质减少程度时就会同时发生骨质软化和骨质疏松。

▶ **47. 哪些疾病与骨质疏松症表现相近**

骨质疏松症主要和腰肌劳损、骨软化、骨髓瘤、成骨不全以及各种癌性骨病相鉴别。

（1）腰肌劳损：以青壮年多见，表现为休息时腰背部疼痛消失，活动时出现疼痛，劳累后疼痛加重。经过适当时间的休息，疼痛可完全消失。而骨质疏松休息时也存在腰痛，但多为全身骨病，活动后腰背部疼痛可以缓解，过度负重可使腰背部疼痛加重，并出现下肢关节疼痛：多见于老年人，特别是老年女性。若发生胸腰椎压缩性骨折，腰背疼痛加剧，活动受限；经卧床休息2～3周后疼痛可以减轻，但仍可存在持续性疼痛。

（2）骨软化症：特别表现为骨有机基质增多，但矿物化发生障碍。临床上常有胃肠吸收不良、肾病病史或胃大部切除病史。早期X线常不易与骨质疏松症区别。但如出现假骨折线或骨骼变形，则多属骨软化症。生化改变较骨质疏松症明显。

（3）骨髓瘤：典型患者的骨骼X线表现常有边缘清晰的脱钙，最早出现于颅骨，需与骨质疏松症区别。患者血碱性磷酸酶均正常，血钙、磷变化不定，但常有免疫球蛋白M(IgM)增高及尿中出现凝溶蛋白，常见为本周蛋白。

（4）遗传性成骨不全症：可能由于成骨细胞产生的骨基质较少，结果状如骨质疏松。患者常伴其他先天性缺陷，如耳聋等，血及尿中钙、磷及碱性磷酸酶均正常。

（5）转移性癌性骨病变：临床上有原发性癌症表现，血及尿钙常增高，伴尿路结石，X线所见骨质有侵蚀或压缩性骨折等，常出现下肢瘫痪。而骨质疏松症一般不出现下肢瘫痪情况，病程也较长，病变常见于胸腰段，在胸腰椎骨折时，疼痛可突然加重，但经卧床休息后疼痛可逐渐缓解，常于X线检查中偶然发现胸腰椎一个或数个椎体压缩性改变。

▶ 48. 类风湿关节炎与骨质疏松症有什么关系

类风湿关节炎简称类风关，是一种以累及近端小关节和关节周围组织的非感染性炎症为主的全身性自身免疫疾病。主要表现为小关节的红、肿、热、痛、骨关节肿大变形和肌肉萎缩等症状。类风湿关节炎目前仍无特效治疗方法，仅停留于对炎症及后遗症的对症治疗中，虽多数患者可以得到一定程度的缓解，但临床效果仍欠佳。

类风湿关节炎是引起继发性骨质疏松症的主要原因之一。类风湿关节炎患者早期即可表现为局部骨和关节的骨量减少,若类风关控制欠佳时,会发生全身性骨量的丢失,最终形成骨质疏松症。类风关继发的骨质疏松可分为周围性和全身性骨质疏松两种表现形式。周围性骨质疏松指累及近关节端或关节周围的骨质疏松,发生原因可能是由于受累关节的活动明显受限,肢体废用引起骨量丢失;全身性骨质疏松指由于类风关患者治疗效果不良,过久的卧床及糖皮质激素的治疗等原因引起。

类风关引起的骨质疏松症不仅影响患者的生活质量,严重时可增加患者的致残率和病死率。另外,类风关患者当合并其他原因如女性的绝经、高龄、活动减少或合并糖尿病和甲状腺功能亢进症等其他疾病时均可加重骨量的丢失,产生或加重骨质疏松症。

▶ 49. 骨质疏松易引起腰椎骨质增生吗

一般认为,腰椎骨质增生主要与姿势不正确、年龄、外伤、劳损、椎间盘退变等有直接的关系。

关于骨质疏松与腰椎骨质增生的关系,有关研究较少。国内有学者对 50 岁以上的 1 502 名女性进行腰椎正侧位 X 线摄片检查和腰椎骨密度检查,结果显示其中 816 例有腰椎骨质增生,686 例无明显腰椎骨质增生,有骨质增生者平均年龄 63 岁,无骨质增生者平均年龄 58 岁,有骨质增生者占 54%。腰椎骨密度测量结果显示,有骨质增生者的腰椎骨密度比无骨质增生者高 2%～13%。由此得出结论,腰椎骨质增生会增强腰椎的骨密度。因此,没有证据证明骨质疏松易引起腰椎骨质增生。

▶ 50. 骨质疏松和"骨刺"有什么关系

骨质增生是指椎骨边缘或关节边缘、关节面及骨突处骨小梁增多和骨密度增高。因有时其形状像口唇或像鸟嘴,故叫做唇状突起或骨赘,也叫骨刺。现代医学称为增生性骨关节病,是骨科的一种常见病和多发病。这种骨与关节的退行性改变,是体内适应力的变化,维持体外平衡而产生的一种防御性反应。人体从 26 岁左右开始关节就有退行性改变,36 岁左右就有不同程度的增生,40 岁左右增生率可达 95%。骨质增生不压迫周围神经及血管等组织,就不会有临床症状。多发生于负重活动关节,受刺激的创面骨质迅速生长而增生。骨质增生是骨科的常见病症,与骨质疏松一样可以因为缺钙引起,它们并非因果关系。

骨质增生只是身体对骨质疏松的一种代偿而已,人体用这种代偿作用形成的新骨远不能补足大量丢失的旧骨,本应进入骨骼内部的钙却沉积修补在某些受力最大的骨面上,如颈椎、腰椎和足跟骨等,这就是骨质增生,也就是人们俗称的"骨刺"。

▶ 51. 骨质疏松症和腰椎间盘突出症有关系吗

腰椎间盘突出症(腰突症)是指由于腰椎间盘变性,纤维环破裂,髓核突出,刺激或压迫神经根、马尾神经而导致一系列临床症状和体征的发生,是临床的常见病和引起腰腿痛最主要的原因。多见于青壮年,其中 80% 以上分布于 20～40 岁之间。其基本病因是腰椎间盘的退行性变,可引起腰腿痛、间歇性跛行等一系列症状和体征。

骨质疏松症是一种系统性骨病,其特征是骨量下降和骨的微细结构破坏,表现为骨的脆性增加。而椎间盘组织不属于骨组织,因此,骨质疏松症和腰椎间盘突出没有直接关系。但是,骨质疏松会导致几乎多为松质骨组成的椎体逐渐压缩变形而高度丧失,使脊椎前倾,造成腰椎前凸变小或消失,身体重力线向前移动,腰椎的负荷比增大,导致椎间盘内压力增加明显,加速腰椎间盘的退变,从而有可能诱发腰椎间盘突出。

▶ 52. 骨质疏松症患者容易得老年性骨关节炎吗

骨质疏松症患者的骨质不但总量减少,而且其骨小梁结构质量也有不同程度的病损,正是由于这种病损造成了骨骼对于外部力的承受能力有所下降,导致骨折的风险大大增加。为了降低这种风险,人体自身的代偿机制启动,其中一条途径就是通过在关节面周缘出现骨赘增生,使得关节面的面积增大,这样就使得单位面积上承受的力量下降了,从而降低外力对骨质的伤害。

另外,骨质疏松也使得软骨下骨出现增生。骨质疏松越严重,这种代偿就愈发明显。骨赘增生和软骨下骨的增生,会通过一定途径造成对关节软骨的伤害,形成不同程度的软骨病损,从而形成骨关节炎。骨质疏松症患者更加容易罹患骨关节炎,而且骨质疏松还会加重原有的骨关节炎病情。因此,在治疗骨关节炎的同时,对骨质疏松症防治非常重要。

▶ 53. 膝关节痛是不是与骨质疏松有关

膝关节疼痛和骨质疏松没有直接和必然的关系,但骨质疏松有时会加重膝关节炎患者的疼痛症状。尤其在后期,骨质疏松与骨关节炎会形成彼此之间的恶性循环。在膝关节炎后期,关节有时会呈现内翻或外翻畸形,这种情况会导致关节面受力分布不均,在受力集中的区域会形成骨小梁微骨折、骨质充血水肿等病情,从而加重症状。

▶ 54. 骨质疏松症患者容易股骨头坏死吗

骨质疏松症患者容易导致病理性骨折,甚至出现自发性骨折,其好发部位也包括了股骨颈,而股骨颈骨折并发股骨头无菌性坏死的风险极高。另外,骨质疏松症本身也会造成股骨头骨小梁变形、充血、水肿甚至骨折,后期还会导致股骨头整体变形,最后导致股骨头无菌性坏死和骨关节炎。

或许这些疾病是骨质疏松症的导火索

▶ **55. 骨质疏松与免疫因素有关吗**

　　最新的研究观点认为,在骨质疏松发生发展过程中,免疫系统和免疫因素起了重要的调节作用。最典型的例证是多发性骨髓瘤,异常免疫细胞——"浆细胞"能释放刺激破骨细胞的炎性因子,加速骨细胞的活化,促进骨吸收,产生"穿凿样"骨缺损改变。其他免疫系统疾病如类风湿关节炎、关节银屑病以及强直性脊柱炎等,都是常见的关节炎症疾病。

　　发病过程中,关节内局部炎性因子表达水平明显增加,这些因子能够调节骨吸收,从而引起骨显微结构以及骨密度的变化,促进局部骨质疏松的发生和发展。进一步研究发现肿瘤坏死因子 α、转化生长因子 β1,白细胞介素 1、白细胞介素 7 等细胞因子与骨质疏松的发生有密切的关系,它们以 T 淋巴细胞为中介,增加骨吸收,引起骨吸收和骨生成的失衡。

▶ **56. 糖尿病与骨质疏松有什么关系**

　　糖尿病常引起心、脑、肾等多种并发症,并引起或加重骨质疏松,临床上常被忽视。文献报道约有 2/3 的糖尿病患者伴有骨密度减低,其中有近 1/3 的患者可诊断为骨质疏松症。

糖尿病引起骨质疏松的原因有许多。

（1）长期高血糖状态：高血糖可使成骨细胞功能减退，并由于渗透性利尿作用致钙磷丢失增加，且由于钙磷下降以致甲状旁腺激素分泌增加，导致骨吸收增加。

（2）胰岛素绝对或相对不足：胰岛素可以促进成骨细胞的增殖和骨胶原的合成；胰岛素可间接或直接的加强维生素 D 活化酶活性，促进钙和磷的吸收。

（3）胰岛素样生长因子（IGF）的合成减少：IGF 可促进骨细胞增殖和骨基质形成；促进成骨细胞的分化和活性，促进骨胶原的形成，抑制骨吸收，维持骨量。

（4）糖基化终末产物（AGEs）的积聚：AGEs 可改变骨胶原的特性，并可诱导合成或释放多种细胞因子（如肿瘤坏死因子 α、白细胞介素 1 等），促进破骨细胞的活性，增加骨吸收。

（5）糖尿病后期慢性并发症的形成：糖尿病肝病和肾病可减少维生素 D 的活化，并减少肠道和肾脏重吸收钙磷功能；糖尿病肾病造成低血钙可继发甲状旁腺功能亢进，动员骨钙，导致骨量减少；糖尿病微血管病变造成骨的血供不足，引起骨代谢异常；糖尿病神经病变影响局部组织的神经营养，使患者行动明显受限，使骨量进一步丢失，加重骨质疏松。

（6）药物的不良反应：磺脲类降糖药可增加骨吸收；对伴发的高血压常用的利尿类降血压药可使尿钙丢失增加。

（7）糖尿病饮食控制不当：患者饮食控制中常出现不合理，特别是钙磷摄入量严重不足。

综上所述，糖尿病加重骨质疏松的发病机制非常复杂。临床已发现血糖控制得越好，患者骨密度维持得也越好，因此我们认为只要在较好地控制糖尿病的基础上，采取适当的抗骨质疏松治疗，对糖尿病性骨质疏松的治疗就一定能取得较好的效果。

▶ 57. 甲状腺功能减退与骨质疏松有什么关系

甲状腺功能减退症（甲减）并发骨质疏松的机制是一个复杂的临床问题，

与诸多因素有关。该病多见于 40 岁以上女性。甲减时甲状腺激素长期不足，人体处于低代谢状态，蛋白质合成减少，影响骨基质合成，同时骨矿化减慢，骨的生长发育受限，出现骨畸形，再加上甲减患者一般食欲差，进食量少，消化吸收能力减退，食物中蛋白质、维生素、钙、磷等吸收减少，致体内营养物质缺乏，都会导致骨质疏松症的发病。

治疗甲状腺功能减退症并发骨质疏松首先应注意原发病的治疗，原发性甲减可补充甲状腺激素，继发性甲减可先补充肾上腺皮质激素或性激素，再加用甲状腺素。对于骨质疏松的治疗可补充钙剂和维生素 D。也有研究表明，合用降钙素和 α 维生素 D_3 可有效治疗甲状腺功能减退并发的骨质疏松。

▶ 58. 甲状旁腺功能亢进症患者为什么会发生骨质疏松

甲状旁腺功能亢进症简称甲旁亢，在临床上常分为原发性和继发性两种。原发性甲状旁腺功能亢进症是由于甲状旁腺本身病变如腺瘤、增生或腺癌导致甲状旁腺素分泌过多，引起骨、肾、消化、神经系统等病变和钙磷代谢紊乱的疾病。发病年龄多在 50～60 岁，以女性患者多见，其中绝经期妇女约占 1/3。继发性甲旁亢常见于慢性肾衰竭患者及肾移植患者中。甲旁亢时由于持续的大剂量的甲状旁腺素的分泌，直接作用于骨组织，造成骨形成与骨吸收的平衡遭到破坏，使骨吸收大于骨形成，造成继发性骨质疏松症的发生。

甲旁亢在临床上常被误诊误治，临床上应定期检测血钙、血磷、骨代谢指标及甲状旁腺素，以尽早诊断和治疗甲旁亢，防止骨质疏松的发生。原发性甲旁亢宜尽早手术切除腺瘤等，继发性甲旁亢则以治疗原发病为主。

▶ 59. 为什么做过卵巢切除手术的人更容易发生骨质疏松

由于雌激素对骨代谢的影响主要是抑制骨吸收，一侧或双侧卵巢切除后，雌激素生成必然明显减少，骨吸收过程增加，骨吸收大于骨形成，使患者易患骨质疏松。动物试验及临床观察证实，去卵巢动物或绝经后妇女补充雌激素后，骨转换率降低，可以有效地防止骨丢失。绝经期后由于卵巢功能衰退致雌激素减少,引起骨形成减少和骨吸收增加,骨代谢出现明显负平衡。

研究发现女性在绝经后的 $0\sim5$ 年,每年骨量丢失在 $1.5\%\sim2.5\%$,绝经后的 $5\sim10$ 年,每年骨丢失率为 $2\%\sim10\%$,60 岁以上妇女 1/4~1/2 患有骨质疏松症。因此认为,雌激素缺乏是引起绝经后骨质疏松的最主要的原因。

雌激素降低,骨转换增加,骨丢失增加呈现高转换型骨质疏松表现。

▶ 60. 胃肠功能障碍也是引起骨质疏松的原因吗

骨组织的不断溶解及吸收过程均需要适当的钙磷及维生素 D 补充,一般人通过正常的饮食就可以摄取获得,从而满足身体需要。除了肾脏外,胃肠道也是参与调节血钙浓度稳定的重要脏器。当某些胃肠道疾病引起其功能障碍,导致消化及吸收不良时,往往会造成钙及维生素 D 的吸收下降,成骨所需的矿物质成分不够,因此就导致骨质疏松症的发生。由此可见,在继发性骨质疏松症中,胃肠道吸收功能障碍是一个重要因素。

(1)维生素 D 的吸收不良:维生素 D 在自然界主要存在于动物性食物中,如肝、奶、蛋等,食物被消化后,维生素 D 被吸收经肠淋巴进入血液循环,可增加肠道对钙的吸收。胃肠道功能障碍时即可引起维生素 D 的吸收不良。

(2)钙的吸收不良:钙主要通过小肠吸收,食物中的钙以化合物的形式存在为主,经过消化过程变成游离钙才能被小肠吸收。胃肠道吸收功能障碍引起的吸收不良影响钙的吸收。

(3)磷、镁等其他微量元素的影响:磷、镁等其他微量元素参与了骨的代谢。许多胃肠道疾病在引起钙的吸收不良的同时,也影响了磷、镁等其他微量元素的吸收,从而影响骨的代谢,导致骨质疏松。

▶ 61. 为什么肾病患者容易发生骨质疏松

长期慢性肾病引起的体内钙磷代谢发生紊乱进而引起肾性骨质疏松。当发生慢性肾小球肾炎、肾萎缩等肾脏疾病时,肾功能就会减退,肾小管的功能也下降,废物经尿液排出量就会减少,磷的清除功能下降,从而使血磷升高、血钙降低,刺激甲状旁腺激素分泌的增加,发生继发性甲状旁腺功能亢进,促进骨吸收,骨密度就会下降,导致骨骼畸形和骨质疏松。同时,由于肾小球滤过率降低,肾脏对维生素 D 的活化关系少,使得钙的吸收减少,骨钙丢失,体内钙缺乏。所以长期肾病患者应该积极预防骨质疏松。

为此,肾病患者的补钙措施:合理调整饮食,多食含钙丰富的食物,比如平时喝一些牛奶等,但要注意限制蛋白质的摄入以防加重肾病。另外应该多晒太阳促进钙吸收,多进行体育锻炼,尤其应加强腿部锻炼,增强自己的骨骼强度,提高人体免疫力。

▶ 62. 放疗的患者容易发生骨质疏松吗

放射治疗(放疗)主要是通过放射线对于肿瘤组织或细胞进行照射,对其造成损伤甚至杀灭,而达到治疗目的。在肿瘤细胞受到放射线照射的同时,其周围的正常细胞也受到相应的照射损伤,但由于正常细胞对放射线的敏感性不同,以及正常细胞的修复增殖的能力强于肿瘤细胞,所以在每次照射时正常细胞的修复增殖都优于肿瘤细胞,多次反复下来,肿瘤细胞严重损伤或被杀灭时,正常细胞只有相对较轻的损伤。

对于骨骼而言,其对放射线的敏感性较低,所以在放疗患者中,发生骨质疏松的情况并不多见。但不论放疗剂量或放疗疗程的长短,放疗产生的放射线对于骨骼多多少少仍存在一定的损伤,使得骨发育停滞、萎缩、退化,功能结构成分衰退。造成这些改变的原因主要是由于放疗对于血管形态结构的破坏,血流量的减少,成骨细胞的减少等。但绝大多数情况下,放疗对骨骼的损害作用未达到造成骨质疏松症的程度。

▶ 63. 甲亢患者为什么会发生骨质疏松

甲状腺激素对骨骼的生长发育也非常重要,儿童甲状腺激素的缺乏可引起呆小症。甲状腺功能亢进症(甲亢)是常见的甲状腺疾病之一,由于甲状腺素分泌过多,使患者的成骨细胞与破骨细胞活性均上升,但以增加破骨细胞活性的作用更为明显。因此甲亢患者总体是骨吸收大于骨形成,属于高转换型骨质疏松症。甲亢引起骨质疏松的原因可能与以下因素有关。

(1) 破骨细胞内存在三碘甲状腺原氨酸(T_3)受体,甲状腺激素与 T_3 受体结合后,直接作用于破骨细胞,促进破骨细胞分化成熟,从而导致骨吸收增加。

(2) 可干扰活性维生素 D 的生成,活性维生素 D 的生成不足,影响身体对钙磷的吸收,骨矿丢失增加。

(3) 常发生腹泻,使肠对钙磷吸收降低且蛋白质分解增加,出现钙磷等代谢失衡,导致骨矿丢失。

(4) 细胞因子白细胞介素 6 形成增加,促进了破骨细胞的分化成熟和加强了破骨细胞活性,导致骨吸收增加。

(5) 降钙素低于正常水平,降钙素是甲状腺滤泡 C 细胞分泌的,可抑制破骨细胞的功能,于临床上用于治疗急性骨丢失。甲亢患者对降钙素较敏感,低水平的降钙素也能维持身体钙磷平衡;因而甲亢患者降钙素水平低。

甲亢是引起继发性骨质疏松主要的疾病之一,临床上在治疗甲亢时应检测患者的骨密度,尽早治疗以减少脆性骨折的发生。临床上通常采用左旋甲状腺片治疗甲状腺切除术后和良性结节性甲状腺病的患者。适量的甲状腺激素替代治疗,一般认为轻微或不影响患者的骨量。但现认为过多的甲状腺激素替代治疗可引起骨吸收增加、骨量减少,而易引起骨质疏松性骨折。

药物也会引发骨质疏松

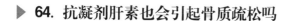

▶ 64. 抗凝剂肝素也会引起骨质疏松吗

肝素在临床中应用较广,主要作用为抗凝和去脂,常用于预防和治疗各种原因引起的血栓,大剂量长期使用肝素可导致骨质疏松。其致病原因可能是肝素导致钙吸收不良而引起骨质疏松;也有可能由于肝素作为对某种酶反应较强的抑制剂,通过对酶系统的作用,降低了骨胶原合成、维生素 D 的活性以及使甲状旁腺素增多,最终可使骨吸收加强、骨形成减少;还有可能是通过增加破骨细胞活性,刺激破骨细胞合成胶原酶而发挥作用的。肝素还可与人体中的锌离子结合,而使锌离子不能再与其他黏多糖结合,锌的缺乏会引起骨骼畸形。

目前研究认为,骨质疏松的发病与肝素剂量有关。一旦怀疑有肝素引起的骨质疏松,立即中断肝素治疗是最好的防治办法。

▶ 65. 为什么皮质激素类药物会引起骨质疏松

糖皮质激素是肾上腺激素的一种。糖皮质激素有抗炎、抗免疫和抗休克等作用,在临床上常用于皮质激素不足的长期替代治疗、严重感染、自身免疫性或过敏性疾病以及血液病等的治疗,疗效显著。但长期使用大剂量糖皮质激素不良反应大,可造成一系列严重的不良反应,骨质疏松就是其严重不良反应之一。文献报道长期大量使用糖皮质激素所造成的骨质疏松症的发病率居第 3 位,仅低于绝经后妇女骨质疏松症及老年性骨质疏松症。

实验证实长期大剂量糖皮质激素可明显抑制大鼠成骨细胞的分化,使成骨细胞的数目显著减少,严重影响成骨细胞的正常功能,使骨形成作用延迟,从而造成密质骨和松质骨的骨量均丢失,骨的力学性能下降而极易导致骨折发生。糖皮质激素引起的骨质疏松属于继发性骨质疏松症的一种,其发生机制可能与内分泌功能的失调、抑制成骨细胞的产生等有关。

糖皮质激素引起的骨质疏松被认为与使用糖皮质激素的剂量、疗程和给药方式等相关,因此在临床上对防治糖皮质激素性骨质疏松症,应首先选择合理的激素治疗方案、加强营养和杜绝吸烟、酗酒等不良生活习惯,必要时可选用抗骨质疏松药物干预治疗。

▶ 66. 利尿剂与骨质疏松有什么关系

临床上较常用的利尿剂有:噻嗪类利尿剂(如氢氯噻嗪、氯噻嗪)和髓襻利尿剂(如托拉塞米、呋塞米),常见于高血压的治疗中。由于这两类利尿剂产生利尿作用的作用部位和作用机制的不同,对于骨质疏松的产生与否造成了完全不同的两种结果。噻嗪类利尿剂不会引起骨质疏松,而髓襻利尿剂的长期应用则可能引起骨质疏松。

噻嗪类利尿剂通过抑制肾脏的远曲小管 Na^+ 和 Cl^- 交换,增加肾脏对于钙的重吸收,使尿钙的排泄减少,减少骨转换,进而发挥骨保护的作用。同时,Na^+ 和 Cl^- 协同转运蛋白在骨组织中也有表达,噻嗪类利尿剂能够直接刺激成骨细胞分化,诱导骨矿化小结的形成。因此噻嗪类利尿剂对于骨质疏松有减缓脱矿质的作用。但由于上述的作用机制,对于骨质疏松的患者来说,在服用活性维生素 D 的同时,应谨慎使用噻嗪类利尿剂:活性维生素 D 的代谢产物与噻嗪类利尿剂合用时,由于大量钙摄入的同时钙排泄量减少,存在高钙血症的危险。

而髓襻利尿剂作用于肾小管髓襻升支粗段,特异性地抑制钠、钾、氯的重吸收,减小了肾脏对钙重吸收的动力,使得尿中钙的排泄增加。长期应用此类利尿剂时,导致血中的钙水平降低,刺激甲状旁腺激素水平升高,增加了骨的转换,造成骨量丢失的增加,从而造成骨质疏松。

▶ 67. 局封治疗会导致骨质疏松吗

局封又称为封闭疗法,是由局部麻醉演变而来的一种治疗疼痛的方法。基本操作方法是将局麻药和激素类药物的混合液注射于疼痛的部位,达到消炎、镇痛的目的。局封是一种简单、安全、疗效可靠的缓解骨质增生患者疼痛的治疗方法。其中激素类药物即糖皮质激素,常用泼尼松、复方倍他米松等,作用是消炎、止痛和松解粘连等。

糖皮质激素是由肾上腺皮质分泌的类固醇激素,长期的糖皮质激素治疗会导致骨量丢失,增加了骨折的发生率,是继发性骨质疏松的最常见原因。研究显示,骨量丢失程度随着糖皮质激素治疗剂量和时间的变化而变化。在最初运用糖皮质激素治疗的 6 个月里,骨量丢失最严重(5%～15%),接着以每年 2% 的速率丢失,松质骨骨小梁比皮质骨更受影响。最明显的丢失通常发生在每日 7.5 毫克以上剂量,超过 3 个月治疗时。

但由于局封治疗应用的激素量很少,且是局部用药,不会进入血液循环系统影响全身,因此一般不会导致骨质疏松的发生。

治疗康复

骨质疏松症的各种疗法

治疗骨质疏松症有原则

▪
▪
▪
▪

▶ 68. 治疗骨质疏松症的原则是什么

（1）维持正常骨量稳定：存在骨量减少或轻度外伤导致骨折时应考虑药物干预治疗，防止发展为骨质疏松。尤其是女性 40 岁以后、男性 45 岁以后，更应注意预防骨量的丢失。女性绝经后激素的变化常易导致骨量的迅速丢失，应给予有效的预防和治疗措施，如在无禁忌证的情况下仍首先推荐应用雌激素替代疗法等。

（2）对症治疗：骨质疏松症无特异性临床表现，主要为疼痛、骨折、驼背、身高变矮等。根据症状、体征、骨质疏松程度、患者具体情况等选择药物疗法、物理疗法、外科疗法、运动疗法、饮食疗法等。

（3）对因治疗：骨质疏松症是多因素导致的疾病，明确致病原因并给予针对性的治疗是保证治疗效果的重要因素。对已有骨折史的绝经后骨质疏松妇女，首先推荐阿仑膦酸，然后依次为雷洛昔芬，或其他双膦酸盐制剂如利塞膦酸钠、维生素 D 类似物如骨化三醇等，对于伴有性腺功能低下的男性骨质疏松症患者，应予雄激素补充疗法，并推荐使用双膦酸盐及钙剂，避免初次及再次骨折。对于长期居住在室内的老年人，应补充适量的维生素 D 制剂。

（4）预防骨折：骨质疏松症最严重的后果是骨折，把骨量维持在正常和相对稳定的水平，并使骨峰值达到最大，是预防骨折的有效手段。老年人在活动过程中应注意自我保护,避免摔伤、过度活动,防止骨折的发生。

▶ 69. 骨质疏松症能被治愈吗

骨质疏松症是指全身性骨量减少及骨组织显微结构改变,如骨小梁变细、分布构成改变等。根据发病原因不同,大致可分为原发性骨质疏松症、继发性骨质疏松症和特发性骨质疏松症。

大多数老年人的骨质疏松多属于原发性骨质疏松症,通过综合治疗后大多可以缓解症状,恢复正常骨量,但需严密监测骨量变化,采用药物疗法、物理疗法、外科疗法、运动疗法、饮食疗法等加以维持。

继发性骨质疏松症仅占全部骨质疏松症的 $10\%\sim15\%$,常由于其他疾病或原因所引起,如甲状旁腺功能亢进症、糖尿病等。对于原发病的处理是缓解骨质疏松的重中之重,药物、饮食、物理等疗法可作为辅助治疗手段。许多患者在去除原发病后骨质疏松可完全恢复。

特发性骨质疏松症是指目前尚无明确原因所导致的骨质疏松。常见于青少年和 45 岁以下的成年人。目前已发现此类疾病可能与遗传因素有关,目前尚无有效的治疗方法。

▶ 70. 骨质疏松症的一般治疗方法有哪些

(1)药物疗法:目前治疗骨质疏松药物较多,针对不同的病因病症需选择合适药物进行治疗。目前常用的药物有钙制剂、活性维生素 D_3 制剂、雌激素类制剂、选择性雌激素受体调节剂、降钙素、双膦酸盐制剂、甲状旁腺激素。主要分为:抑制骨吸收的药物和促进骨形成药物。其他还包括钙制剂、维生素 D 剂、锶盐、中药等。正常人每天需钙 10 毫克/千克,骨质疏松患者需 17 毫克/千克,大多从饮食中获得,如牛奶、黄豆、豆腐、青菜。需要注意的是,骨头汤不但没有补钙作用,反而降低血钙水平。

(2)物理疗法:主要是光线疗法,即日光浴疗法、人工紫外线疗法,促进维生素 D_3 的合成。应注意照光强度、时间、部位以及日光浴前后注意事项。还可应用电、磁、温热等物理疗法对症治疗,缓解症状。

（3）运动疗法：通过运动增强心血管系统功能,维持、增强身体骨矿含量。运动应因人而异,选择适当的运动方式、运动量,强度应循序渐进,避免引起不必要的损伤,在有骨量减少的人群中尤其要注意。对于以预防骨质疏松为目标的骨量正常人群应尽量增加日常生活的运动量,积极参加各种体育活动。

（4）营养疗法：重视饮食营养平衡,充分摄取钙和维生素等营养物质,保持适中体重。

（5）外科疗法：主要处理并发的骨折,也针对骨质疏松本身采用药物及物理疗法。

（6）中医药疗法：根据病情采用辨证施治、标本兼治原则进行治疗。对患者骨质疏松引起的腰腿酸痛、腰膝酸软等症状有一定的缓解作用,有报告称,部分患者在骨指标尚未出现明显改善前,临床症状就可缓解或消失,疗效明显好于单纯钙剂治疗。

（7）综合治疗：目前国际上尚无治疗骨质疏松的特效治疗方法,单一种治疗方法难以起到明显作用,因此,推荐应用综合治疗方法来减少骨丢失或增加骨量,缓解和减轻临床症状。

非药物治疗对骨质疏松症有良效

■
■
■
■

▶ **71. 哪些饮食因素与骨质疏松有关**

　　营养及矿物盐对骨量的维持是不可缺少的,其中蛋白质和钙尤为重要。人体需要从饮食中获得充足的钙。50 岁左右的中年人每日钙摄入量应不少于 1 200 毫克,但主食并不能满足身体对钙的需求,因此及时补充含钙量丰富的副食品尤为重要,如鱼、虾、豆、奶等。蔬菜中豌豆苗、豆荚中也是补充钙质的推荐食品。

　　长期饮用碳酸饮料,高磷摄入促使尿钙排泄量增多、需要更多钙摄入才能保持平衡。钙吸收量下降与维生素 D 不足有关,后者可引起骨软化,正常人仅仅通过饮食不能获得充足维生素 D,日光照射及补充维生素 D 是必需的,老年人普遍较年轻人接受日光照射少,血中 $25(OH)_2D_3$ 随年龄下降,30 岁以后约半数低于正常下限。成人需维生素 D 400 单位/天,老年人增加 $1\sim3$ 倍无害,不致引起维生素 D 中毒。

　　蛋白质与氨基酸是骨有机质合成的重要原料。缺乏蛋白质对骨与关节的健康极为不利,因此应平衡蛋白质或氨基酸在食物中的比重及动物蛋白和植物蛋白之间的比例关系($1:2\sim1:1$)。但钙的摄入量与蛋白质的摄入量成反比,蛋白质与氨基酸摄入过多可降低钙的摄入。碱性氨基酸促进钙吸收,酸性氨基酸抑制钙吸收。饮食中多余的蛋白质可用于能量,或转化为脂肪储存。

其中过多的含硫氨基酸使尿呈酸性,引起钙肾小管重吸收率下降,尿钙排出增多,相当于生物学上的"酸雨"。在日常饮食中,食用肉类及奶制品过多,或饮用过多可口可乐饮料(很少或无钙)等,易引起钙流失。

过咸饮食容易造成体内钠、钾、钙离子紊乱,也会增加钙质流失,使骨质疏松症状加重。

肥肉中脂肪含量较多,在人体内被分解为脂肪酸进入血液循环,与游离钙离子结合,降低血钙水平,影响骨的正常代谢,应尽量少吃或不吃。

饮酒可以减少钙的摄入,还可增加尿钙排出,再者饮酒可使皮质类固醇分泌过多,致使尿钙排出增多。最后,慢性酒精中毒常发生肝硬化,必然影响$25(OH)_2D_3$在肝脏的合成。

另有研究认为,过量饮用咖啡也容易造成钙质流失。

▶ 72. 骨质疏松症患者适宜做哪些运动

锻炼通过改善血液循环,增加成骨细胞活性,提高骨密度,促进骨形成,从而达到防治骨质疏松症的目的。

大多数骨质疏松症患者为老年人,一般来讲,活动选择应根据不同年龄、爱好、健康状况来决定。不可选择过分剧烈、速度过快的活动。以下活动较适合骨质疏松患者进行锻炼。

(1)游泳:坚持长期游泳锻炼不仅可以增加肌肉力量、强壮骨骼,还能改善心肺功能、促进血液循环,增加身体体温调节能力。由于游泳集合水浴、空气浴、阳光浴于一身,因此可以有效地防治骨质疏松症。老年人宜采用活动量小、运动不剧烈的游泳姿势,如仰泳、蛙泳等。另外,游泳由于不过度增加脊柱负荷,骨质疏松合并腰椎退变患者尤其适用。

(2)散步、慢跑:可以刺激骨骼,增加骨量,防止骨量丢失,避免骨质疏松的发生和进展;另外,增加肌肉力量可以有效防止骨质疏松引起的骨折。散步、慢跑应持之以恒,速度和距离都要循序渐进,不可操之过急。运动时应注意选择透气性较好的衣服和防滑的鞋子,防止摔伤。同时,通过饮食或药物提高钙质摄取可以收到事半功倍的效果。

（3）太极拳：太极拳作为我国的国粹,在国人中广为流传。可通过改善全身血液循环,加快胃肠蠕动,改善消化功能,增加钙的吸收。太极拳动作缓慢、稳定,无过度对抗、激烈的运动,更适合于老年人骨质疏松症的防治。

（4）郊游、爬山：既可以进行身体锻炼,又可以呼吸新鲜空气,接受阳光照射,调节身心,是防治骨质疏松症的有益的体育活动。在身体条件允许的情况下,去全国各地的名山大川旅游可以提高人们对运动的兴趣,增加生活情趣。老年人在郊游地点选择上,应考虑道路是否平坦,交通是否方便。应团队集体出行,选择坡度较低,相对平坦的道路,相互照顾,避免摔倒。

（5）扭秧歌、跳舞：扭秧歌、跳舞对于老年人,尤其是患有骨质疏松症不宜过度活动的老年人而言尤为推荐。它们不仅有益于身心健康,而且还能有效提高身体协调性。经常进行这类活动可以塑造健美形体、愉悦心情、减缓衰老。中老年人每天坚持到空气清新的地方扭秧歌或跳舞1小时左右,可以有效防止骨质疏松的出现和发展。

骨质疏松严重、生活难以自理的患者,活动可在室内进行,以散步为主。更严重者则推荐卧床行各关节主动或被动运动。

▶ 73. 骨质疏松症患者运动治疗时应注意哪些问题

骨质疏松症患者的运动既要保证运动效果,又要避免运动损伤及其他潜在风险。因此,骨质疏松患者在运动时需要注意一些"技巧"。

要根据个人不同情况选择合适的活动量,开始活动时应循序渐进,缓慢进行,逐渐加快,若感到不适应应立即调整,不可逞强,避免肌肉拉伤甚至骨折。老年人锻炼时可以适当佩戴护具,减少损伤可能。

运动节奏和平衡协调性也很重要。应体会运动中的节奏,动作不宜过大,配合呼吸。颈部活动时要缓慢,不要过分低头、转头、甩头;肢体扭动,伸屈时不要过度;呼吸应自然,不要憋气;运动时还要掌握好身体平衡,防止跌倒。一旦出现头晕、胸闷、胸痛、摔伤等应及时到医院就诊。做运动时发力要缓慢,做健身操时动作应有控制地顺势上下。练习用物应保证牢固结实,如为椅子应靠墙放置。运动应适度,不要超过自身的承受能力,防止意外发生。

运动时可以配合音乐伴奏,不仅可以调整运动时厌烦情绪,还可提高运动兴趣。可选择节奏明快、轻松悦耳的乐曲,在健身的过程中愉悦心情。运动最好能找到和自己兴趣相投的朋友一起锻炼,相互鼓励、相互促进,避免中断锻炼,功亏一篑。

▶ 74. 骨质疏松症患者运动时应怎样掌握运动量

防治骨质疏松症的诸多措施中,锻炼能减轻骨质疏松程度,改善骨质疏松状,预防并发症的发生。

最好进行有氧运动,也就是整个活动过程在有氧代谢中进行。如何判定呢? 目前最常用心率来进行评定,一般老年人的运动适宜心率为最大心率的60%～80%,最大心率的测算方法为:(220－年龄)次/分。就运动时的感觉而言,出现身体微微发热,皮肤发潮,轻度疲乏、肌肉酸胀感为最佳。休息后次日能恢复正常。当日心情愉快,精力充沛,食欲和睡眠正常为最佳。如出现运动时胸闷、气急,甚至头晕出虚汗,运动后食欲不振,失眠等表现说明运动量过大,需要立即调整。如运动后脉搏变化不大,身体没有发热,说明运动量不够。

散步应轻松舒缓,每次半小时以上,速度一般在 60～90 步/分钟;或者每天慢跑 20 分钟左右,距离 1 000 米左右。坚持每天练太极拳、舞蹈或体操 1 次,合理安排时间,每次 30 分钟左右。如条件允许,每年 2 次旅游,选择路途平坦,沿途最好有休息的地方旅游。

▶ 75. 骨质疏松症的物理疗法有哪些

目前,物理疗法仍然是治疗和预防骨质疏松症的重要手段。物理疗法就是应用自然界和人工的各种物理因子作用于身体,以达到治疗疾病、提高身体功能的疗法。目前临床上常用的物理因子包括光、电、波、热、磁、水、力等。

对于骨质疏松症的预防和治疗,物理疗法与化学疗法相辅相成,单纯药物治疗和预防是十分有限的。最有效的方法应是综合治疗方法。

(1)光疗:对于一般人而言,防治骨质疏松所需的紫外光以日常量就足够了,不需额外增加日光照射时间。但长期室内工作和户外活动少的人们,常需要进行必要的日光浴。每日上午 8～10 点,下午 3～4 点为最佳日照时间;就一年而言,以夏秋季为好。光疗以平射阳光为好、柔和些。平时可进行局部照射治疗,比如骑自行车时着 T 恤衫、短裤、旅游鞋即可,保证颜面、颈肩、膝以下、前臂和手可以进行局部日光浴,时间最好为 30 分钟至 1 小时,每周 4～5次,在防治骨质疏松所引起的各种症状方面效果显著。尤其是冬季,人们更应注意照射日光,温度低于 20℃,不宜裸身户外时,可改在室内进行。

(2)力场治疗:包括重力场、磁力场、电力场、生物力场、超重力场。各种力场均有促进骨正钙平衡的作用。宇航员太空飞行或长期卧床制动的患者都会发生骨质疏松,因此力场是治疗上述原因导致骨质疏松的直接物理治疗因子。

(3)电磁场疗法:采用高能抗谐振低频变化脉冲电磁场改变人体生物静电与改善生物场这一机制,作用于成骨细胞,促使细胞进行有丝分裂及成熟细胞增生,治疗骨质疏松。脉冲电磁场被证实对老年人多发的骨质疏松有明显效果。

(4)蜡疗:用于术后关节活动范围受限、废用性骨质疏松、关节痉挛或挛缩性骨质疏松。

(5)水疗:适用于站立不能所导致的骨质疏松或肌萎缩患者,以及通过增加阻抗运动所引起的废用性骨质疏松患者。

▶ 76. 脉冲电磁疗法治疗骨质疏松症是怎么回事

脉冲电磁疗法是利用脉冲磁疗仪对人体施与低频脉冲电磁场来治疗骨质疏松症的一种新型物理治疗方法。对骨质疏松症原因的研究发现:骨代谢不但受到全身激素的调节,而且受到多种骨局部因子的调控,有时甚至比全身激素的作用更重要,因此骨局部因子异常变化引起骨细胞凋亡的异常是骨质疏松症发生的重要环节。

近年来的研究显示,低频脉冲电磁场具有诱导多种和骨形成有关的骨局部因子分泌的作用,能促进骨形成、增加骨密度,从而达到治疗骨质疏松的目的。此外,低频脉冲电磁场能促进毛细血管增殖,扩张微血管,从而改善微循环;在磁场的作用下红细胞聚集性减弱,血液流动性增加从而促进血液循环。人体微循环改善后,血液和组织之间渗出物的吸收与消散加快,组织间的张力降低,对神经末梢的机械性压迫也减少了,从而使疼痛缓解。此外,低频脉冲电磁场可缓解肌肉痉挛、加快血液流速、减轻软组织损伤、促进组织修复,对骨质疏松症合并骨痛的患者具有较好的治疗效果。

需要注意的是该疗法不是单独存在的,需要和规范补充钙剂、维生素 D 甚至其他抗骨质疏松药物同时联合使用才能取得更好的效果。

▶ 77. 推拿可以治疗骨质疏松症吗

传统上认为,骨质疏松症是手法推拿的禁忌证,这是由于目前国内推拿的力道、方式、部位方面尚无统一标准,且骨质疏松患者在推拿治疗过程中可能发生骨折。一般而言,重度骨质疏松症患者是严禁进行推拿治疗的,轻度骨质疏松症患者应在推拿前向医师告知骨质疏松情况,再进行治疗。近期国内的一些研究显示,适度推拿可以有效地缓解骨质疏松症引起的骨痛。可是目前研究较少,且缺乏长期随访资料,对于推拿是否会引起骨量的改变有待于进一步探讨。

除重度骨质疏松症患者之外,当骨质疏松合并以下情况者也不宜行手法推拿治疗。

(1) 诊断尚不明确的急性脊柱损伤或伴有脊髓症状者。

(2) 各种骨关节结核、骨感染患者。

(3) 急性软组织损伤患者。

(4) 各种恶性肿瘤患者及烫、烧伤的局部。

(5) 严重的皮肤损伤或皮肤病患者。

(6) 传染病和高热患者。

(7) 有严重的心、脑、肺疾病,内脏损伤等的患者。

(8) 有血小板减少或凝血酶缺乏等出血倾向,或按摩后可能引起出血的患者。

（9）精神病患者及不能合作者。

（10）病情严重或体质极度虚弱，手法刺激易加重病情者。

（11）饥饿、极度疲劳时。

（12）妇女月经期、妊娠期一般禁止使用，尤其腹部和腰骶部按摩。

▶ 78. 针灸对骨质疏松症有效果吗

针灸疗法是我国传统医学的瑰宝，在骨质疏松症的治疗方面也有较好的效果。有研究显示，针灸某些穴位可以通过调整体内激素水平，主要是雌激素的水平，达到缓解骨质疏松的效果。针灸还能改善垂体、肾上腺功能，达到强壮骨骼的目的。

近年来，已有学者应用针灸疗法治疗骨质疏松症，取得一定的疗效，患者疼痛症状及骨密度都有了不同程度的提高。针灸通过抑制骨吸收，促进骨形成，调节扭转骨代谢负钙平衡状态，维持骨的生物力学性能，同时具有双向调节作用。

中医学认为，针灸作用于人的经脉，能够改善躯体整体状态，标本兼治，不仅减轻了关节的疼痛，而且可以改善其他脏器如脾、胃、肾等的功能，是一种方便、经济的骨质疏松症治疗手段。

这些药物疗法必须要知道

■
■
■
■

▶ 79. 治疗骨质疏松症的药物有哪些种类

治疗骨质疏松症的药物有很多，一般可以分为以下 3 类。

（1）抑制骨吸收的药物：包括双膦酸盐、选择性雌激素受体调节剂、降钙素、雌激素、钙制剂、维生素 D 剂。

（2）促进骨形成药物：包括氟制剂、甲状旁腺素、胰岛素样生长因子等。

（3）其他药物：锶盐、中药等。

雌激素替代治疗可用于年轻女性骨折患者及卵巢切除妇女，但对于乳腺癌和乳腺增生妇女是不适合的。密质骨宽度变薄的患者不宜使用氟化物，髋部骨折患者使用羟乙膦酸和氟化物不佳。降钙素在最新的指南中主要作为急性骨丢失的对症治疗药物。激素类药物应控制使用量和药物不良反应，且不宜长期使用。因此，骨质疏松的用药应该在专业骨科医师的指导性下进行。

▶ 80. 如何评价抗骨质疏松药物的疗效

抗骨质疏松药物的治疗效果可以从以下几个方面来评价。

（1）骨密度的检测评价：对骨密度的检测可使用双能 X 线吸收法（DEXA）、单光子吸收法（SPA）、定量 CT、X 线、活体种子激活分析、骨活检、钙平衡测定等。其中双能 X 线吸收法是目前骨质疏松诊断最准确的方法,被世界卫生组织(WHO)及中国骨质疏松学会作为骨质疏松诊断的"金标准"。有条件的话,可运用多种方法检测以提高准确性。

(2)骨折发生率的比较评价:骨折是骨质疏松最常见和最严重的并发症。腰椎、股骨近端、肱骨近端、桡骨远端、踝部、髌骨等部位都是骨质疏松性骨折的好发部位。比较服用抗骨质疏松药物的人群和服用安慰剂(不含任何药理成分的制剂或剂型,外形与真药相像,如蒸馏水、淀粉片或胶囊等)的人群骨质疏松发生率的差异是目前评价抗骨质疏松药物疗效的常用方法。

(3)疼痛程度的评价:疼痛是骨质疏松最常见的症状,以腰背痛多见,夜间和清晨醒来时较明显,是患者最常见的主诉。因此疼痛的减轻程度也是抗骨质疏松药物疗效的常用评价方法。可按疼痛的程度、部位、类型及对活动功能的影响等几方面进行综合评价。

(4)骨转换标记物水平的评价:骨转换标记物就是骨组织本身的代谢(分解与合成)产物,又称骨代谢生化标记物或骨代谢标记物。通过检测骨转换标记物在血、尿中水平的变化,能够在用药的早期(1~3 个月)就对药物的疗效进行判断,尤其是对抗骨吸收药的疗效评价,能在更短时间内做出判断,这是通过测定骨密度(骨密度的变化一般至少在用药半年以上)所不能达到的。

(5)药物安全性的评价:药物安全性的检测一般包括肝功能(谷丙转氨酶、谷草转氨酶、谷氨酰转肽酶等)、肾功能(血肌酐、尿素氮等)、血常规(红细胞总数、血红蛋白、白细胞总数、血小板计数等)。长期服用骨化三醇(如罗盖全)等促进钙质吸收药物的患者,还需定期随访血钙指标,以免引起高钙血症。

▶ 81. 服用抗骨质疏松药物时需同时补充钙剂和维生素 D 吗

钙是人体骨骼组成最重要的成分,它与骨骼的生长、发育密切相关,同时还参与到人体各种重要的生理功能中。骨质疏松的发生原因就是骨骼无法利用和吸收钙质。应用钙剂是治疗和改善骨质疏松症的最根本的选择。

维生素 D 缺乏是骨质疏松症的发生的重要原因,随着生活水平的提高,很多人的缺钙其实是缺少活性维生素 D。在骨质疏松症的发生因素中,维生素

D的活性不足甚至比钙的缺乏更为重要。对于常见的老年患者中的骨质疏松，由于肾脏功能随年龄增大而减退，维生素D活性缺乏往往是骨质疏松的主要病因。多项临床研究表明，在治疗骨质疏松时补充维生素D往往比补充钙剂更有效。

总体来说，钙是骨的主要成分，骨质疏松治疗的关键就在于每日摄入足够的钙剂。而单单补充维生素D，仅仅能够促进体内的钙的重新利用和分布，对于已经缺钙的骨质疏松患者来说，没有充足的钙剂摄入作为保证，疾病难以得到治疗和改善。维生素D和钙剂就像枪和子弹的关系一样，子弹再多，没有枪的发射也起不了作用，反过来也是一样，再好的枪，没有了子弹，也发挥不出应有的威力。

▶ 82. 甲状旁腺素治疗骨质疏松症有什么特点

甲状旁腺素是由甲状旁腺分泌的一种激素，既能够促进骨的吸收，也能够促进骨的形成，常被应用于治疗骨质疏松。甲状旁腺素可以直接与成骨细胞上的甲状旁腺受体结合，提高成骨细胞的活性，增强骨形成和骨矿化。同时它还能够作用于肾小管，增强肾小管重吸收钙的能力，从而间接地提高血钙水平。甲状旁腺素还能够增强肾脏中羟化酶的活性，从而促进肾脏合成维生素D，间接地促进肠道对钙的吸收，增强对钙剂的利用，从而治疗骨质疏松。

甲状旁腺素与其他治疗骨质疏松症的药物不同的一点是，它可以促进新生骨的形成，提高骨密度，降低骨折发生率。甲状旁腺素不受性别的限制，可以应用于绝大多数的患者，尤其是伴有骨折的骨质疏松症患者。近来有研究表明，甲状旁腺素与双膦酸盐类药物一起使用，两者可以相互促进，疗效比两药单用要好，并发症发生率反而更低。

目前使用的甲状旁腺素多数为人工合成的片段，商品名为复泰奥（特立帕肽注射液）；由于价格等方面的原因，甲状旁腺素在临床上使用还尚不广泛，主要采取皮下注射的方式给药。复泰奥的常见不良反应有眩晕、恶心、肢体疼痛、头晕、抑郁、呼吸困难等。本品升高血清尿酸浓度，然而，高尿酸血症没有导致痛风，关节痛或尿石症发生率的增加。通常情况下，在接受本品治疗12

个月后初次检测到抗体并在治疗停止后抗体消失。没有超敏反应和过敏性反应发生的证据,并且对血钙和骨矿物质密度(BMD)的反应也没有影响。

▶ 83. 双膦酸盐治疗骨质疏松症的作用机制是什么

双膦酸盐类药物是一类具有高度抑制骨吸收作用的合成药物,在临床上使用历史已久,中间经历了好几代药物,药物疗效不断提高的同时不良反应也在减少,主要包括第一代双膦酸盐类药物:氯甲双膦酸盐、依替膦酸钠;第二代双膦酸盐类药物:氯膦酸钠、帕米膦酸钠和替鲁膦酸钠;最新一代双膦酸盐类药物:阿仑膦酸钠、奈立膦酸钠、奥帕膦酸钠、利塞膦酸钠、伊本膦酸钠、唑来膦酸。

目前总共 10 余种双膦酸盐类药物,由于结构有差异,各种药物之间作用强度还有一些差别。羟乙膦酸钠和阿仑膦酸钠是研究最为深入和广泛的两种药物,在我国上市已久,应用广泛。唑来膦酸是第三代双膦酸盐类药物,与第一代双膦酸盐(氯甲双膦酸盐和依替膦酸钠)、第二代双膦酸盐(替鲁膦酸盐和氨羟丙双膦酸盐)相比有很强的效价强度,作用时间长、给药剂量小,患者更容易接受。

双膦酸盐是目前主流的抗骨质疏松药物,具有高活性的抗骨吸收作用。它可以选择性地直接作用于破骨细胞,抑制破骨细胞的活性,抑制骨吸收,还可以通过刺激成骨细胞,分泌一种使破骨细胞聚集和生存的抑制物,从而间接作用于破骨细胞,使其数量减少。前者为快速立刻作用,后者则是缓慢作用。双膦酸盐能紧密地吸附在羟磷灰石的表面,且很难被降解掉。双膦酸盐与骨的羟磷灰石结合后,羟磷灰石的溶解过程被抑制。双膦酸盐还可以抑制磷酸钙和草酸钙结晶的形成和聚集,从而可以用于治疗异位骨化。由于双膦酸盐类药物和骨基质结合紧密的特性,它还被用于放射性核素扫描中的骨显像。

▶ 84. 阿仑膦酸盐类药物最适合哪些骨质疏松症患者

阿仑膦酸盐是双膦酸盐类中研究最深入和广泛的一种,也是临床上常用的治疗骨质疏松症的药物,已在国外应用了有将近 20 年的历史。阿仑膦酸盐可以从多个方面治疗骨质疏松症,它最适用于以骨吸收增加,骨转换增高为主要特点的骨质疏松症患者。对于绝经后骨量减少、骨质疏松或者伴有骨折者均可使用,也适用于一些不适合或不愿意使用雌激素的患者。

阿仑膦酸盐类药物的治疗不受患者性别和年龄的限制,对于继发性骨质疏松症患者,如因大量糖皮质激素的使用导致骨质疏松的青壮年患者也同样适用。它对于密质骨和松质骨同样有效,相对而言松质骨内骨量增加更为迅速。国外有实验证实在同样的情况下,脊椎骨的骨密度增长比股骨颈的增长更为明显,这是因为在脊椎骨中,松质骨的含量相对较高。

阿仑膦酸盐类药物口服剂型的主要不良反应是胃肠道尤其是上消化道的刺激症状,主要的药物不良反应包括胃肠道反应,如恶心、呕吐、腹痛、腹泻等,这可能是因药物中所含氨基对消化道的刺激引起。因此,对食管炎、反流性食管炎、食管溃疡或糜烂、吞咽困难以及活动性胃和十二指肠溃疡等患者禁用。有极少数人发生药物反流性食管炎或溃疡。因此在使用药物的时候应该严格遵照正确的用药方法,在早上空腹时以 200 毫升清水送服,服药后 30 分钟内不能平卧或进食,减少药物在食管中的停留时间,避免药物对食管的刺激。一旦患者有食管部位明显的疼痛和反酸、恶心等其他症状,应当立即停止用药。

因为阿仑膦酸盐类药物可以增强骨密度,对降低血钙浓度有轻微的影响,因此使用时有必要检测血钙浓度,及时补充足够的钙剂,避免因为低血钙带来的四肢抽搐等问题,并避免此类药物带来的骨软化症等不良反应。目前还有少数的报道认为长期使用双膦酸盐类药物包括阿仑膦酸盐类会导致下颌骨坏死,但此种报道很少,发病率较低。

▶ 85. 唑来膦酸治疗骨质疏松症有什么特点

双膦酸盐能抑制破骨细胞活性,因此具有减少骨吸收的作用,临床上主要就是利用它这一作用来抗骨质疏松的。以往最常用的双膦酸盐主要为口服用药,但主要问题在于口服途径只有少量的药物剂量能够到达骨骼并且产生作用,因此需要不断服药来保持疗效。由于需要长期服药,患者常常发生漏服、停药的情况而影响疗效。

　　唑来膦酸属于第 3 代双膦酸盐类药物,最初用于治疗恶性肿瘤所致高钙血症、多发性骨髓瘤及肿瘤的骨转移,但由于其优越的抗骨吸收作用,目前越来越广泛地用于抗骨质疏松的治疗。唑来膦酸静脉注射后可以迅速分布于骨骼当中,选择性地作用于骨骼。目前已上市一种每年只需使用 1 次的唑来膦酸注射液——密固达。静脉注射使唑来膦酸绕过了胃肠道,直接进入血液循环,因此没有口服双膦酸盐在吸收上的限制,在注射后的 1 年里,唑来膦酸和破骨细胞逐步结合并发挥疗效,并从骨表面缓慢移除,从而使效果在这 1 年内持续保持。密固达的使用方法为:100 毫升此药(含唑来膦酸 5 毫克)静脉滴注,每次静脉滴注的时间最好大于 30 分钟,以免增加肾脏的负担,并减少不良反应发生;给药前必须对患者进行适当补水,这对接受利尿剂治疗的患者尤为重要;在开始治疗前,患有低钙血症的患者需服用足量的钙和维生素 D 以免发生低钙血症。目前密固达治疗骨质疏松症的疗效和安全性已经在大量的临床研究和使用中得到证实,通过临床随访发现,密固达能明显改善患者骨转换指标,提高患者的骨密度。

　　静脉使用唑来膦酸后绝大多数怀疑与药物相关的不良反应出现在给药后的 3 天内,主要包括:流感样症状、发热、头痛、恶心、骨痛、肌痛、关节痛。这些症状大多数为轻到中度,可在发作后的 3 天内逐渐消失。在服用解热镇痛药(如乙酰氨基酚或布洛芬等)后此类不良反应可得到有效的缓解。大多数患者在第 2 次注射唑来膦酸时,其用药的不良反应均会明显减轻或消失。静脉给予双膦酸盐(含唑来膦酸),会导致肾功能损害(血浆肌酐水平增加)或罕见情况下出现急性肾衰。已有患者接受唑来膦酸治疗后可出现肾功能损害,特别是有既往肾损害或存在其他危险因素的患者(例如:接受化疗的肿瘤患者,同时使用对肾功能有害的药物,严重脱水等)尤为严重,多数患者的治疗剂量为每 3～4 周 4 毫克,但是也有患者在单次给药后出现。因此应该严格筛选患者,避免对这类患者使用唑来膦酸来进行抗骨质疏松治疗。

　　总体来说,唑来膦酸的安全性较高,患者可以放心使用。此外,骨质疏松症患者在使用唑来膦酸治疗期间,还应在医师的指导下适量地补充维生素 D和钙剂,以确保疗效。

▶ 86. 为什么降钙素治疗骨质疏松症时有镇痛作用

骨质疏松症患者口服各类镇痛药物往往达不到缓解疼痛的目的,而鲑鱼降钙素有较好缓解骨质疏松患者的自发性和负重性骨痛作用。鲑鱼降钙素是几种不同来源降钙素中骨代谢激素活性最高的一种,其生物活性较哺乳动物降钙素高 30～60 倍。降钙素是调节骨代谢的激素之一,它能够抑制破骨细胞活性减少骨吸收从,而在治疗骨痛方面其机制可能是降低脑细胞内钙离子水平而显著提高痛阈。另外,可能与血浆 β 内啡肽浓度明显增高有关。β 内啡肽为一内源性阿片肽,与吗啡受体特异性结合,具有止痛作用,是吗啡的 18～33 倍。此外,也有观点认为降钙素的镇痛作用可能与抑制前列腺素的合成有关,降钙素能抑制环氧化酶活性,减少前列腺素和血栓素的合成,而前列腺素可增强致痛物质的敏感性,加剧疼痛。

研究证明,对于老年患者,降钙素的镇痛总有效率可达 95%,尤其适用于严重骨质疏松患者及伴有严重全身疼痛者。能够有效改善骨质疏松引起的腰背部疼痛、僵硬感等症状。患者对降钙素镇痛的反应时间各不相同,最快的 1 周内即可见效,慢的要用 3 周左右,一般来说,90% 的患者在 1 个月后疼痛症状可以得到明显改善,停药后效果可以维持 1～2 个月,也有部分患者可以维持 6 个月。

因为鱼类的降钙素生物活性最强,目前临床上最常用的包括鲑鱼降钙素和鳗鱼降钙素,剂型有注射用和鼻喷剂两种。

▶ 87. 使用非类固醇镇痛药对骨质疏松性骨痛有作用吗

骨质疏松的临床表现以骨痛(发生率可高达 80%)、乏力和肢体末端麻木为主。骨痛部位常在腰背部,髋部及下肢。老年骨质疏松时,椎体骨小梁萎缩、椎体压缩变形、脊柱前屈、肌肉疲劳甚至痉挛,产生疼痛。椎体压缩性骨折也可产生急性疼痛。骨质疏松症患者在由安静状态转变为活动状态时就会出现较明显的疼痛,长时间的坐、立、走均会使疼痛加重,经过卧床休息后疼痛则会有所减轻。

　　骨质疏松症患者在出现骨痛等症状时往往习惯性地采用非类固醇镇痛药,该类药物均有一定的止痛效果,但长期效果不佳,不良反应大,不宜作为治疗骨质疏松性骨痛的常规用药。目前专家推荐降钙素为治疗骨质疏松性骨痛的首选药物。降钙素是一种骨吸收抑制剂,具有改善骨质疏松和缓解骨痛的双重作用,是治疗骨质疏松性骨痛的理想药物。

▶ 88. 抗骨质疏松药物如何组合应用

　　骨质疏松症的防治首先是生活方式的改善,包括富含钙和维生素 D 的平衡饮食、负重和强壮肌肉的运动、晒太阳、戒烟、少饮酒、预防跌倒等。此外,还应该联合应用安全、有效的抗骨质疏松药物,目前美国食品药品监督管理局(FDA)认可和推荐使用的包括抑制骨吸收药物和促进骨形成药物两大类。抑制骨吸收的药物包括:双膦酸盐(阿仑膦酸盐、唑来膦酸等),降钙素,雌激素或雷诺昔芬。促进骨形成的药物主要是甲状旁腺激素。

　　服用钙和维生素 D 是抗骨质疏松的基础治疗。需要注意的是钙剂用于防治骨质疏松时,应与其他药物联合使用,单纯补钙不能替代其他抗骨质疏松药物治疗。由于老年人肾脏合成维生素 D 的能力下降,宜使用活性维生素 D 制剂,常用的有阿法骨化醇和骨化三醇。钙与维生素 D 联合应用时宜注意防止血钙和尿钙大于正常,引起肾钙化、肾结石、心血管疾病。宜先从推荐量的下限开始使用,以后依据血钙、尿钙情况进行调整。

　　除钙剂和维生素 D 外,联合使用抑制骨吸收药物或促进骨形成药物也非常重要,双膦酸盐是目前临床使用最广泛的抑制骨吸收药物,降钙素主要用于急性骨丢失骨痛患者。雌激素缺乏是绝经后骨质疏松的主要原因,因此雌激素替代治疗是预防绝经后妇女骨质疏松的主要手段之一,合并绝经期症状的患者可选择该类药物,短期使用不增加子宫内膜癌和乳腺癌风险。选择性雌激素受体调节剂(如雷诺昔芬)一方面可以发挥雌激素对骨的保护作用;另一方面又能避免长期应用对乳腺和子宫内膜的不良反应,甚至有研究显示能降低乳腺癌和子宫内膜癌的风险,可用于治疗绝经后骨质疏松。甲状旁腺激素是人体内调节骨代谢最重要的激素,间断小剂量具有促进骨形成的作用,适用于严重骨质疏松、对抑制骨吸收药物治疗效果不理想的患者,治疗时间一般不超过 2 年。雷尼酸锶是锶盐类药物,被誉为新一类的抗骨质疏松药,可同时抑制骨吸收和促进骨形成,是目前很有潜力的治疗骨质疏松的药物之一,主要用于治疗绝经后骨质疏松,目前尚缺乏影响治疗男性髋部和脊椎骨折的资料。

综上所述,骨质疏松症的防治需要改善生活方式、适量进行锻炼、合理补充钙和维生素 D、减少危险因素,在此基础上选择合适的药物干预,最终达到防止骨折的目的。

▶ 89. 什么是雌激素替代治疗

对存在因雌激素缺乏而导致的一系列症状的绝经后女性补充雌激素以缓解这些症状的治疗,称为雌激素替代治疗。雌激素对人体的骨骼代谢具有重要作用,它可通过促使甲状腺分泌降钙素,抑制破骨细胞;同时还能调控破骨细胞的凋亡,绝经后雌激素明显减少,破骨细胞活性增强,导致骨吸收增加。绝经后女性由于雌激素明显减少,导致人体内骨吸收大于骨形成,骨量及骨强度均明显减少,引起绝经后骨质疏松症。因此,为绝经后女性进行雌激素替代治疗,可抑制因雌激素减少导致的骨吸收增加,防治骨质疏松症。

对绝经后骨质疏松症来说,激素替代治疗是传统的防治骨质疏松性骨折的金标准方法。然而雌激素替代疗法,尤其是长期使用时会导致乳腺癌的危险性增加,子宫内膜癌的危险性也会增加,其他不良反应还包括液体潴留、乳房胀痛、头痛及阴道不规则流血。因此目前只是将雌激素替代疗法作为控制绝经症状的一种短期的治疗方法。多项大型的临床研究表明,连续运用雌激素替代治疗 5～7 年,绝经后女性发生乳腺癌的危险性并不增加,但雌、孕激素联合应用会轻度增加发生乳腺癌的危险性。关于低于标准量的激素治疗是否会影响乳腺癌危险性目前还没有相关的研究资料。

绝经后前 5 年内,雌激素下降速度最快,骨丢失的量也最多,每年大约丢失 5% 的骨量,绝经 5 年后雌激素下降速度减慢,骨丢失速度也减慢,此时再补充雌激素对骨密度的恢复作用已经不大。因此雌激素替代疗法应在专科医师的指导下,在绝经后早期甚至围绝经期使用疗效最好,用药时间应至少在 5 年,否则难以达到降低骨折风险的目的。

▶ 90. 哪些骨质疏松症女性患者不能用雌激素替代治疗

由于雌激素替代治疗尚有一定风险,因此应当根据各人的具体情况来决定是否采用,切忌盲目。雌激素替代疗法方案应个体化,根据个体的愿望和需要,权衡利弊。绝经后女性有骨质疏松高危因素,同时出现绝经症状,又没有应用雌、孕激素的禁忌证及恶性肿瘤的高危因素,那么雌激素替代治疗是最好的选择。

如果有使用雌、孕激素的禁忌证,包括有恶性肿瘤和心血管病的病史、家族史或高危因素的绝经后女性不宜进行雌激素替代治疗。此外,绝经超过 5 年再开始雌激素替代治疗的话效果不佳,也不宜采用。使用雌激素替代治疗前应详细了解个人和家族心血管病、恶性肿瘤(如乳腺癌、子宫内膜癌、卵巢癌、大肠癌等)家族史等,应用前和应用期间应每年定期评估使用剂量和方案及疗效、不良反应、绝经症状和月经情况,并进行乳腺影像学检查、盆腔超声检查等。必要时行子宫内膜活检、骨密度检测、骨代谢和骨转换指标检查。使用期间如果发现乳房肿块、阴道流血等,也应及时就诊、考虑停药。

▶ 91. 孕激素也能用来治疗骨质疏松症吗

目前普遍认为,绝经后发生骨质疏松症主要与体内雌激素下降有关,而临床证明应用雌激素可以明显减少骨量的丢失,但补充孕激素对于防治骨质疏松症究竟有没有作用,长期以来存在争议。近年来随着研究的进展,大多数医师认为补充孕激素对治疗骨质疏松症有一定的疗效。

有临床研究证明,雌激素治疗组、雌激素加孕激素治疗组和对照组,进行骨密度的测定,发现在两个激素合用组,无论是密质骨还是松质骨,其骨量丢失都是最少的,而单用雌激素组骨量丢失要多一些。除此之外,孕激素还可以有效缓解围绝经期不适,改善患者精神状态,可以减少由于补充雌激素而导致的不良反应,如阴道出血、乳房肿痛等,而且可以直接影响骨代谢,对减少绝经后妇女骨量丢失有明显作用。

但作为一种人为补充的激素,孕激素在一定程度上也会刺激子宫内膜的增生,甚至还有诱发子宫内膜癌的忧虑,长期使用可以引起乳腺增生。而且其治疗骨质疏松目的是生理性补充,为达到最佳临床效果应该在充分补充钙剂的基础上进行。激素替代治疗是一个长期的、循序渐进的过程,有医师认为,孕激素补充疗法至少要 5 年以上才能够达到临床上显著的效果提升,因此孕激素的使用必须在医师的指导和监测下进行。

▶ 92. 雄激素替代疗法适合哪些人群

研究发现,睾酮和骨质疏松关系密切:男性骨密度与其血中睾酮水平呈正相关。一般认为雄激素与成骨细胞的分化有关。雄激素水平下降会引起骨吸收增多、骨形成减少,骨代谢处于负平衡,导致骨密度降低。因此认为睾酮缺乏是男性骨质疏松的重要原因之一。部分男性患者经过睾酮替代治疗后骨密度提高。但该疗法有一定的不良反应,如发生前列腺疾病和心脏病的危险可能增加,可能造成肝脏毒性,易患红细胞增多症、前列腺癌等。

因此,前列腺增生患者应慎用雄激素替代疗法,而前列腺癌、红细胞增多症、肝脏疾病患者应禁用。由于采用雄激素替代疗法可能弊大于利,因此目前并不推荐常规采用睾酮或其他雄激素替代疗法来提高男性骨密度。进行雄激素替代疗法应严格把握适应证,是否使用雄激素应依据血中睾酮水平(参考数值如下:总睾酮≤10 毫摩/升,游离睾酮≤21 毫摩/升,生物可利用睾酮≤35 毫摩/升),而性腺功能正常者不应该使用该治疗。

▶ 93. 中药如何治疗骨质疏松症

补肾中药具有以下作用:促进性激素分泌,降低骨转换率,促进肠道钙吸收,抑制破骨细胞增殖,促进成骨细胞增殖和分化。

活血中药具有以下作用:改善微血管形态,使毛细血管通透性降低,微血管周围渗出减少；改善血液流变学，降低血脂和血液的黏稠度，从而改善血瘀证的凝集状态，防止血栓形成及其造成的恶性循环，改善组织的循环代谢；改善血流动力学，扩张外周及冠状血管，增加组织、器官的血流量。

中医治疗通过上述各个途径改善血液循环的同时，骨的代谢及血供状态也得到改善，增加了骨营养物质的供应，骨基质的合成及矿化活动也增强，从而发挥治疗骨质疏松症的作用。虽然中药可以从上述各个方面对骨质疏松进行治疗，但中药方剂的作用复杂，针对性不强，对身体的各个器官均有不同程度的影响，且起效较慢。西药的制剂作用针对性强，药物作用有很强的特异性，可以真正起到缺什么补什么的作用，起效较快，能较快地缓解疼痛等症状，并迅速地补充钙质，抑制骨的吸收。

目前国内治疗骨质疏松症的中成药至少有十几种，其中比较熟悉的有归肾丸、六味地黄丸、骨疏康颗粒、健肾地黄丸、知柏地黄丸、健骨冲剂等。其中有一些是经典的老药，而有一些是近几年通过先进的生产工艺开发出的新药。不过无论选择哪种中成药进行治疗，都必须要有专业中医医师的指导。因为中医十分强调辨证治疗与个体化的治疗，同病不同证，采用的治疗是不同的。患者切勿自行挑选中药自服，用药错误会导致事倍功半的不良后果。

特殊患者如何治疗骨质疏松症

▮
▮
▮
▮

▶ **94. 如何防治糖尿病引起的骨质疏松**

糖尿病患者一旦出现骨质疏松再纠正就极为困难,因此预防尤为重要,应提倡防重于治的原则,当然首要控制糖尿病。

(1)积极治疗糖尿病:将血糖及糖化血红蛋白控制到正常或接近正常。其中饮食控制是基本治疗,供给人体所需的各种营养(包括矿物质和维生素)、能量,合理配餐;糖尿病的药物治疗可参照内科医师意见。合理选用口服降糖药物和注射胰岛素是糖尿病获得良好控制不可缺少的手段,而监测和教育是其必要保证。

(2)调整饮食:在糖尿病饮食治疗的基础上加以调整。应适当增加钙的摄入:老年人每日应摄取 800~1 200 毫克,多吃奶制品、豆制品、海产品、蔬菜等;合理补充钙、镁、磷丰富的食物,如各种家禽、大蒜、芝麻、杏仁、牛肉、豆腐、脱脂酸奶、麦芽等。尤其奶制品是蛋白质和钙质的重要来源,应每天保证摄入500 毫升牛奶,还应多晒太阳。

(3)合理运动:虽然大负荷、爆发力强的运动对提高骨密度有较大帮助,但中老年糖尿病患者不适宜。轻度骨质疏松的糖尿病患者可以骑自行车、慢跑或打太极拳、做广播操等;严重骨质疏松者以散步为主。糖尿病患者运动量过大易发生低血糖、脑血管意外、心肌梗死、眼底出血和骨折等严重并发症。

因此运动量应控制在中等强度,以活动后微出汗、次日不感到疲劳为度。每天约1小时,每周至少活动3～5次。以早餐后或晚餐后1小时为宜,餐前运动易引起低血糖。糖尿病合并心、脑、肾、眼等并发症者应适当减少运动量。

(4) 适量补钙和维生素 D。

(5) 选用抗骨吸收药物:对于疼痛性骨质疏松,或者绝经后妇女或部分雄激素缺乏的男子,可选用降钙素、雌激素或雄激素、阿仑膦酸钠。但糖尿病性骨质疏松乃低转换型的,一般不选用。

另外,糖尿病性骨质疏松患者在生活中要注意以下细节:从地上拾物时应先蹲下,腰背要挺直;避免弯腰抬举重物;浴室防滑;不要单脚站立穿裤子;不要爬高取物;乘公交车尽量不坐后排,以防颠簸引起骨折;上下楼梯要尽量乘电梯或拄手杖。

▶ 95. 氟骨症性骨质疏松如何治疗

治疗原则为减少身体对氟的吸收,包括脱离高氟环境,改善水质;增强身体新陈代谢,促进氟化物的排泄;减轻患者症状,改善体征;如神经根或脊髓组织受压并产生瘫痪或肢体功能障碍时,应手术减压;加强营养,提高身体抗病能力,恢复劳动强度。

如下几种药物有一定作用。

(1) 氢氧化铝:氢氧化铝可在肠道内与氟结合。形成不易溶解的铝化合物,减少氟吸收。一般用氢氧化铝凝胶。

(2) 钙:钙在肠道内与氟结合,形成难溶解的氟化钙,可减少氟吸收,同时也可调节钙平衡。

(3) 镁:镁离子与氟离子可络合形成不溶物,减少氟化物在骨骼中沉积。

(4) 卤碱:其为含镁、钙、钠、氯等多种元素的复盐,具有多方面作用。

(5) 硼:在肠道和骨组织内与氟结合,形成 BF4,减低氟的毒性。

(6) 辅助治疗:包括避免饮用高氟水;加强营养,补充蛋白质和维生素;鼓励户外锻炼,多参加活动等。

不过,若出现氟骨症性骨质疏松,应该及时到医院诊治。

▶ 96. 器官移植后患者抗骨质疏松治疗需要注意什么

器官移植患者在移植前由于慢性器官功能衰竭合并的继发性甲状旁腺功能亢进及胆汁淤积性肝病合并维生素 D 代谢紊乱等,使患者在移植前就已经出现代谢性骨病,移植后需要卧床,肺、肝、肾等器官移植后患者运动相应减少,常会导致废用性骨质疏松的发生,移植后抗排异治疗,如免疫抑制剂(激素、环孢素、他克莫司、吗替麦考酚酯、雷帕霉素、硫唑嘌呤等)的大量应用也增加骨质疏松的发生机会。

器官移植的患者尤其应当注意抗骨质疏松治疗,饮食方面注意食用富含钙和适量蛋白质、清淡少盐的均衡膳食,避免摄入过多的咖啡和乙醇(酒精),食量应和体力活动平衡,保持适当体重,补充降钙素、活性维生素 D,如骨化三醇(罗盖全)等;生活习惯方面注意避免吸烟、饮酒,防止跌倒,加强自身和环境的保护措施;肾移植术后 1 年以后停用泼尼松龙(强的松龙),可减少骨质疏松的发生。

▶ 97. 肾功能异常的患者怎样进行抗骨质疏松治疗

慢性肾功能异常患者由于 $1,25(OH)_2D_3$ 缺乏、继发性甲状旁腺亢进等原因常会引起肾性骨病,包括纤维性骨炎、肾性骨软化症、骨质疏松和肾性骨硬化症。肾性骨病的骨症状以骨痛表现最为突出,骨痛好发在持重部位,活动时加重。

肾功能异常的患者抗骨质疏松治疗需注意:饮食方面限制食盐、蛋白质的摄入;生活习惯方面加强自我保健,锻炼身体,增强抗病能力;同时配合积极的药物治疗:$1,25(OH)_2D_3$(骨化三醇)服用不受肾功能的影响,剂量为 0.25～0.5 微克/天;降钙素能够降低破骨细胞的活性和数目,短期使用可降低破骨细胞活性,长期使用可使破骨细胞数量减少,直接抑制骨吸收,刺激成骨细胞形成并增加其活性,减慢骨转换,同时,降钙素还能够抑制肾小管对钙、磷的重吸收,增加钙、磷排泄,使肾性骨病患者病理性升高的钙、磷得以降低。

肾功能不全患者的抗骨质疏松治疗还需要定期监测血钙和尿钙水平,如果需要利尿剂,以选用噻嗪类为宜。另外,肾功能不全的患者如尿肌酐清除率<35 毫升/分钟应禁用唑来膦酸(密固达)等双膦酸盐,以免增加肾脏负担。

第六讲

特 别 关 照

容易忽视的骨质疏松性骨折

骨质疏松性骨折诊治概述

■
■
■
■

▶ 98. 什么是骨质疏松性骨折

骨质疏松症是常见的老年性疾病,其特点是骨量低、以骨结构失常为特征并导致骨脆性增加、易于骨折的一种全身性骨病。骨质疏松症患者遇到轻微暴力而导致的骨折就称为骨质疏松性骨折。就如树上的朽木,干枯老化、木内结构中空,轻微摇动的外界刺激就会自行产生裂缝或坠落于地。骨质疏松性骨折多属于轻微外伤即导致的骨折,如轻微跌伤,对于严重的骨质疏松症患者来说,有时扭转身体、开窗、持物都可能造成骨折。

骨质疏松性骨折的病理基础有以下几个方面:年龄大,骨的吸收率明显增高;老年期性腺分泌减少,尤其是老年女性雌激素分泌减少;进食较少,钙质摄取减少,吸收也少;室外活动少,日照少,维生素D合成不足,影响钙的吸收;肌肉缺乏锻炼,骨骼内血液循环减少,使骨骼的钙质容易被吸收和移出;由于各器官退变,运动迟缓、反应迟钝,如有意外,跌倒损伤机会随之增加。

（1）骨折的一般表现:疼痛、压痛、肿胀和功能障碍。但骨质疏松性骨折患者也可没有疼痛或仅有轻微疼痛,或表现为原有疼痛加重。

（2）骨折的特有表现:可出现畸形、骨擦感(音)、反常活动。但临床上也有患者发生骨质疏松性骨折后缺乏上述典型表现。

（3）骨质疏松的表现:可出现身高变矮、脊柱侧凸或驼背畸形等。

由于骨质疏松性骨折常发生在脊柱、髋部和腕部,根据骨折部位的不同具体有以下表现:脊柱骨折多发生在胸椎与腰椎交界的地方,在骨质疏松患者中,一些轻微的活动如持物、端水,甚至一声咳嗽都可能出现这里的骨折;髋部骨折,也就是股骨近端骨折,包括股骨颈和股骨转子间骨折,股骨转子间骨折患者会出现髋部疼痛难忍,不能活动,如果骨折移位明显的话,患肢足的外侧缘可以触到床面;股骨颈骨折患者下肢外旋畸形则比较轻微,疼痛程度也较股骨转子间骨折轻,在一些骨折端嵌插的患者中,甚至还可步行来医院就诊;腕部骨折一般是桡骨远端骨折。人要摔倒时,多会反射性地伸出手掌触地来支撑保护身体。这时,身体的重力会集中在前臂远端的桡骨上而发生骨折。

▶ 99. 骨质疏松性骨折的危害有哪些

骨质疏松性骨折是又称为脆性骨折,是骨质疏松最严重的后果。骨质疏松性骨折所造成的危害主要有以下几点。

(1)罹患骨折并卧床后,将发生快速骨丢失,会加重骨质疏松,形成恶性循环。即使卧床,也应保持上下肢一定的运动锻炼,避免骨质疏松的进一步加重。

(2)骨质疏松性骨折愈合缓慢,内固定物容易松动、脱出甚至断裂,并且骨折即使愈合后康复也很缓慢。其他部位发生再骨折的风险明显增大。

(3)骨质疏松性骨折致残率、致死率很高,如髋部骨质疏松性骨折后 6 个月,患者的死亡率为 10% ~ 20%。这主要是由骨折后长期卧床的并发症导致的,长期卧床的老年人常见的并发症是压疮、泌尿系统感染和呼吸道感染。以上三大并发症如不控制好,可危及生命,导致死亡。

(4)给家庭和社会都带来了巨大的经济负担。在 1995 年的美国,其治疗费用已高达 140 亿美元。随着人类寿命的延长、社会的老龄化、骨质疏松发病率的升高,骨质疏松性骨折也将不断增加,其治疗费用将更为惊人。

▶ 100. 骨折后的废用综合征是怎么回事

骨折后由于各种原因导致受伤肢体长期不能恢复正常功能,或是患者没有很好地配合医师进行合理的功能练习,会导致关节僵硬、肌肉萎缩以及局部和全身的骨质疏松等,这些并发症就是所谓的"骨折病"。本质上来说,骨折后的各种骨折病都是肢体不活动导致,所以又叫废用综合征。骨折后废用综合征重在预防。

如果是只需要石膏夹板固定的保守治疗,除了医师已经固定的关节不能活动,其他关节都应该在医师指导下加强功能锻炼。如经常发生的老年人腕关节骨折,在固定了腕关节后,患肢的肩、肘关节及手指关节都应该多活动,不要认为患肢就是"坏手",什么都不动。在外固定结束,拆除石膏后,固定的关节也要开始在医师指导下活动。骨折手术后,如果骨折处已得到足够的稳定,就不需要石膏等外固定,而且要积极主动地开始锻炼。

对于已经发生的废用综合征,应该在医师指导下有针对性地进行治疗。患肢的理疗、功能锻炼对于水肿、关节僵硬很有好处,但严重的关节僵硬可能需要麻醉下手法松解甚至手术。年轻人的废用性骨质疏松只要正常活动后会渐渐消失,但老年人还是应该给予正规的抗骨质疏松治疗。

▶ 101. 骨质疏松性骨折最常发生在身体哪些部位

患骨质疏松症后,骨质最薄弱和最疏松的地方容易引起骨折,如脊柱的椎体、股骨近端(股骨颈和股骨转子间)及桡骨的远端部位等。富含松质骨的骨组织如脊椎骨椎体、桡骨远端、股骨近端等在老化过程中骨量丢失较快,更容易骨折。因此,骨质疏松性骨折的好发部位为脊柱、髋部和桡骨远端。老年前期以桡骨远端骨折多见,老年后期则以脊柱和髋部骨折多见。年龄较大的老年人以室内伤为主,多为自己行走摔倒或绊倒;年龄较小的老年人主要为室外活动损伤和交通意外。

老年人摔倒以后,需了解其摔倒的原因,哪个部位先着地,地面的构成和外形等。同时检查着地部位是否肿胀,有无皮肤擦破或活动障碍,需通过医师的仔细检查后得到确诊,并需经 X 线片证实。

▶ 102. 骨质疏松性骨折的骨愈合与正常骨愈合有什么不同

骨折的愈合要经历炎症反应期、骨痂形成期和骨骼塑形期等一系列的病理生理过程。非骨质疏松性骨折和骨质疏松性骨折在愈合的启动过程及初始阶段基本相同，但8周之后，即骨痂形成的后期和骨骼塑形期，骨质疏松性骨折的破骨细胞仍很活跃，骨吸收旺盛，骨痂的质量与力学强度均低于非骨质疏松性骨折的骨痂。因此两者临床骨愈合的时间有显著差别。

由于骨的质量差，骨质疏松性骨折后内固定物及植入物固定的牢固程度差，易发生松动。另一方面，由于愈合时间长，内固定的时间和卧床时间相应延长，将进一步加剧骨质疏松，再骨折和骨折延迟愈合风险增高，因此骨折后最好选择弹性和刚度接近骨质的内固定材料，有利于骨质疏松性骨折的愈合，降低固定阶段的骨量丢失。对于任何已发生骨折的骨质疏松症患者给予抗骨质疏松药物治疗，是预防再次骨折的最好手段。

▶ 103. 临床上怎样诊断骨质疏松性骨折

有些老年人在日常生活中因轻微外伤就导致骨折，如在家平地行走不慎跌倒，臀部着地而引起的髋部骨折或椎体压缩性骨折；或手掌撑地引起的腕部骨折或肩部骨折等，这些轻微外伤暴力在年轻人群中根本不会导致骨折，而在老年人群就会骨折，这种情况在临床上称为骨质疏松性骨折。另外，有一些疾病也会导致骨质疏松，如甲状旁腺功能亢进症。长期使用糖皮质激素的患者也容易导致骨质疏松性骨折。

骨密度测定如T值≤−2.5，表示骨质疏松，如T值≤−3.0，则表示严重骨质疏松。在骨质疏松情况下，受到轻微暴力而引起的骨折，可诊断为骨质疏松性骨折。但即使骨密度测定T值没有达到骨质疏松的标准，如果发生轻微外力而引起骨折，同样也可以诊断为骨质疏松性骨折。

▶ 104. 骨质疏松性骨折的治疗方法有哪些

复位、固定、功能锻炼和抗骨质疏松治疗是治疗骨质疏松性骨折的基本原则。理想的骨折治疗是将四者有机地结合起来，不加重局部损伤而将骨折整复，骨折固定应尽可能不妨碍肢体活动。具体来说，包括非手术治疗及手术治疗。

非手术的复位固定主要是一些靠人力或器械进行牵引使得骨折复位并且固定维持的方法，也就是通常我们听到的手法复位、打石膏的方法。对老年人的骨质疏松性骨折的整复和固定应以治疗方法简便、安全有效为原则。应选择创伤小、关节功能影响小的方法，以尽早恢复伤前生活质量为目的，在具体方法上不应强求骨折的解剖复位，而应着重于功能恢复和组织的修复，降低死亡率，减少并发症及致残率。

此外，非手术治疗还包括用降钙素或非甾体类抗炎药减轻疼痛，卧床休息，佩戴支具等。对老年骨质疏松性骨折患者应正确、全面地评估全身与局部状况，权衡手术与非手术治疗利弊，做出合理选择。

▶ 105. 骨折治疗和抗骨质疏松治疗应该如何兼顾

骨折后总免不了卧床休息，这会进一步加重患者的骨质疏松。此外，骨质疏松症患者再次骨折的危险性比正常人大。因此在骨质疏松性骨折的治疗中强调综合治疗，治疗骨折的同时兼顾抗骨质疏松治疗。

具体来说，在发生骨质疏松性骨折后，应使用抗骨质疏松药物，并补充活性维生素 D_3 及钙剂，以减少在卧床期间的骨量进一步降低，加快骨折的愈合。手术后，也应继续使用抗骨吸收的药物治疗，一方面这样可大大减少再次骨折风险，另一方面，降钙素的使用还有中枢性镇痛的效果，能较快缓解骨质疏松引起的疼痛。

在治疗骨质疏松时，也要注意对骨折的早期预防。患者的家中活动范围应加装防滑措施，如有慢性咳嗽等内科病症应积极治疗，以防止椎体的压缩骨折,生活中,尽可能避免弯腰、持重物等动作。

▶ 106. 为什么骨质疏松性骨折治疗比较困难

骨折是骨质疏松症的常见并发症,也是最严重的并发症,多发于脊柱椎体、髋部、桡骨远端等部位。相对于一般骨折,骨质疏松性骨折的治疗存在很多困难。

首先,发生骨折的患者由于年龄等原因往往合并有呼吸、心脑血管等系统疾病。保守治疗常导致骨折畸形愈合、运动功能受损、感染、血栓形成、坏死等并发症;如采用手术治疗,需要用钢板和螺钉等特殊装置将骨折部位固定起来,恢复骨骼的正常解剖位置,但是在骨质疏松性骨折患者的身上进行钢板、螺丝钉内固定手术,就好像在朽木上打钉子,复位困难,很难牢固固定,骨折部位容易再移位,内固定等植入物也易松动、脱出,使固定失效,严重影响了骨质疏松性骨折的手术治疗效果。

其次,骨质疏松性骨折患者骨愈合能力差,与没有骨质疏松的患者相比,更易发生骨折延迟愈合甚至不愈合,恢复会延迟,卧床时间会比较长。加之骨折发生后,患者缺少活动,会进一步加速骨质疏松的恶化,如此反复,形成恶性循环,大大增加了再骨折的风险。

因此,对于骨质疏松性骨折的患者,适时、正确、长期地使用药物治疗非常关键。骨折后往往需要卧床一段时间,为避免消化道的不良反应,在骨折后早期可采用注射剂或者鼻喷剂,待患者能活动以后,再改用口服药长期维持。

▶ 107. 骨质疏松性骨折的患者应怎样进行心理调适

老年人发生骨质疏松性骨折后,生活质量明显降低,需长期卧床的患者尤甚,根据老年人生理特点进行积极有效的心理支持是骨折愈合及康复的重要一环。

首先,要让患者认识到骨质疏松性骨折最主要的原因是骨质疏松,骨折是其发展到一定程度的必然结果。如果骨质疏松较严重，即使轻微的外力也会导致骨折，即使是自身的重力、肌肉的牵引力，也会导致椎体压缩性骨折，所以要劝说患者从心理上不要急躁，在治疗骨折的同时也要注意骨质疏松的治疗，从饮食、运动上积极配合。

其次，要让患者树立战胜疾病的决心，并非所有的骨质疏松性骨折患者都只能长期卧床或者丧失运动功能，很多患者在通过积极的治疗后可以重新恢复健康；患者的家属也要积极地从心理上帮助患者，防止患者有"年纪大了，不愿给子女增加负担""手术未必能成功，骨头接好了也不能再活动了"之类的思想，从根本上解决老人的后顾之忧，对患者进行有效的心理调适，可以使患者主动配合、积极合作、乐观地面对疾病，以最佳的心理状态接受治疗。

▶ 108. 如何缓解骨质疏松性骨折患者的疼痛

骨折断端的异常活动是引起骨质疏松性骨折患者疼痛的主要原因，因此首先需要对骨折部位采取制动措施，稳定骨折断端，才能缓解疼痛。制动措施包括有石膏固定、牵引、外固定支架，对于上述方法无法牢靠固定的骨折需要采取内固定手术治疗。

同时骨质疏松症患者由于骨转换过快、骨吸收增加引起骨的微骨折也会引起疼痛；骨骼肌张力障碍（疲劳，痉挛）也会引起疼痛。降钙素（鲑鱼降钙素）在治疗骨质疏松、促进骨愈合的同时可以快速缓解骨质疏松性骨痛，明显改善患者的生活质量，恢复活动能力。对于疼痛仍无法缓解的患者，可加用镇痛药。一般而言，经过上述治疗一周左右，患者的疼痛都会明显好转。

▶ 109. 骨质疏松性骨折后应马上用抗骨质疏松药物吗

骨折部位的局部制动是骨折能够愈合的前提。但制动的患者钙吸收负平衡，以每天 150～200 毫克的速度丢失骨钙，骨吸收率短期迅速升高，并伴随骨形成受到持续抑制，导致骨丢失，骨折部位骨质量降低。据统计，每周骨丢失约占骨总量的 1%，这相当于正常情况下一个人 1 年的"生理性骨丢失量"。因此，局部制动会加重骨质疏松，骨质疏松又会导致骨折复位固定十分困难，手术植入的内固定松动发生率增高，增加骨质疏松性骨折治疗的难度。

骨质疏松性骨折愈合时破骨细胞数量相对多，成骨细胞数量相对少，并且不活跃，成骨过程缓慢，愈合时间延长，在骨性骨痂改建过程中，骨吸收大于骨形成，骨痂内胶原纤维疏松、排列紊乱，矿化相对较少，骨形成迟缓，骨痂成熟迟缓。如不进行抗骨质疏松治疗，愈合的骨痂生物力学特性下降，最大载荷能力下降，患者再次骨折的概率增大。

因此，在骨质疏松性骨折的急性期，马上应用抗骨质疏松治疗可以逆转制动后的骨丢失、适度抑制骨折愈合过程中的破骨细胞的功能、促进骨折愈合、增加骨密度、提高骨的质量、减少内植物松动的可能性、减少患者发生再次骨折的概率。但有学者认为，骨折后早期应用双膦酸盐类药物会降低新骨的形成速率，因此建议骨折 4 周后再用。

▶ 110. 手术后抗骨质疏松药物的应用原则是什么

骨质疏松骨折术后的药物治疗，与治疗单纯骨质疏松的用药是一样的，剂量不需要加大，但要长期、坚持服用。不同的抗骨质疏松药物，在不同骨折部位，使用时机是不同的。

骨质疏松性骨折常常发生在腰椎、股骨近端、桡骨远端和肱骨近端，维生素 D、钙剂、降钙素等药物，在手术后就可以使用，并有助于改善神经、肌肉功能，减轻疼痛。双膦酸盐类药物，如唑来膦酸，在腰椎骨质疏松性骨折术后第 3 天可以使用，而在其他部位骨折，术后至少 2 周后使用为宜。要求服用后半小时内不能平卧的药物，如阿仑膦酸，建议等到术后能坐或站半小时以上时再使用。并且此后需终身坚持服用抗骨质疏松药物。

▶ 111. 骨质疏松性骨折后喝骨头汤有好处吗

骨质疏松性骨折后喝骨头汤好处不多，坏处多多。由于老百姓受到"吃啥补啥"观念的影响，以为在骨折后喝骨头汤能大量补钙，让骨折愈合得快一些。

事实上,这种想法是不对的。钙在汤里的溶解度非常小,单纯靠喝骨头汤难以达到补钙的目的。一般来说,一碗猪骨汤的含钙量仅有 19 毫克,成年人每日所需的钙量为 800~1 000 毫克,而缺钙、骨质疏松、骨折患者及更年期妇女每日所需的钙要 1 000 毫克以上,如果仅靠喝骨头汤来补钙的话,每天起码要喝50 多碗。

此外,骨头汤缺乏有促进钙吸收作用的维生素 D,而且骨头汤中含有大量的胆固醇和脂肪,会抑制人体对食物中钙的吸收,大多数骨质疏松性骨折的患者为老年人,骨折后不可避免地会卧床一段时间,因此会引起食欲不振、消化不良等症状,喝骨头汤更会使之加重,经常食用还可能引起其他健康问题。喝骨头汤补的不是钙,是脂肪。

骨质疏松性骨折后合理的饮食应多样化,注重摄入一些含钙量较多的食物,如虾皮、海带、奶制品、豆制品等,多食用瓜果、蔬菜,适当摄入蛋白质。不宜过多饮用咖啡、碳酸饮料,戒烟忌酒。

▶ 112. 骨质疏松性骨折后如何进行家庭护理

骨质疏松性骨折的家庭护理,除了遵循一般的骨折护理原则外,还有其特殊性。

采用石膏固定治疗的骨折患者,回家后要注意观察受伤肢体的末梢循环,每隔 1~2 个小时用指尖轻轻按压患者指(趾)甲,如放松后很快充血红润,说明末梢循环良好,否则应警惕。试着扳动伤肢的手指或脚趾,看患者有无剧痛的感觉。如有疼痛剧烈,或发现皮肤起水疱、感觉减退,说明存在肢体肿胀过于严重或固定过紧,应立即就近到医院检查,紧急情况下也可自行解除石膏,并尽快到原先就诊的医院复诊,以防肢体坏死的严重后果。石膏固定后应尽可能将患肢放置高于心脏平面,这样有利于患肢血液和淋巴液回流,减轻肿胀、疼痛。3 个月内尽可能每 2 周都到门诊复诊并拍摄 X 线片复查,防止骨折再移位。

对于不能以石膏等外固定物固定的部位,如脊柱、肩部、肋骨、骨盆、双髋部等的骨折,终日卧床的患者需定时变换体位,同时要注意个人卫生,防止骨髂突起处的皮肤长期受压发红、糜烂,形成压疮。患者的房间每天都要定时开窗通风,让患者呼吸新鲜空气。冬天更要注意保暖,防止受凉。对老年患者要鼓励患者常做深呼吸,并协助患者定时咳痰,防止形成坠积性肺炎。

饮食调理方面,做到营养丰富,以米面、杂粮为主,品种多样搭配,增进钙质饮食,以促进骨痂生长和伤口愈合。

除此之外,康复训练治疗是加快骨折愈合、促进肢体功能恢复的重要环节,在不同的阶段,需要采取不同的方法进行康复治疗。在骨折后 1~2 周内,由于患肢肿胀、疼痛,易发生骨折再移位,原则上骨折部位上下关节暂不活动,功能锻炼应以肌肉的舒缩活动为主,手指、足趾主动活动。骨折的中期阶段即骨折 2 周后,可以根据骨折的稳定程度,缓慢增加活动强度和范围,遵照医师的指导,在健肢的帮助下进行手足及骨折部位的上下关节活动。在晚期阶段,骨折已达到临床愈合标准,外固定物已经拆除,这是康复治疗的关键时期。应该通过锻炼,增加关节活动范围,促进肌力的恢复,早期恢复正常功能。

▶ 113. 骨质疏松性骨折术后适宜的运动有哪些

一般来说,老年人骨折术后早期以被动运动训练为主,活动其他远离骨折处的关节,无痛性锻炼。病情允许坐起时,可在床上进行主动训练,如抬腿、挺腰等,锻炼全身和部分肌肉。可以行走者,可步行,逐步增加户外活动量,经常晒晒太阳。

骨折逐渐愈合后仍要坚持运动,可根据自身情况通过快走、慢跑、打太极拳、跳舞、运动操等运动,对骨骼产生压力,进而增强骨骼密度和质量。一般情况下,每周运动 3~5 次,每次 30 分钟以上,根据自身情况而定。

在运动前 5 分钟要先做准备活动,后 5 分钟做运动结束后的放松活动,中间 20 分钟的运动应当是有目的的有氧运动。最高心率最好控制在每分钟 100 次左右。另外,运动前半小时不能吃东西,运动中最好不要大量喝水,运动后半小时才能饮食。

但患有以下疾病的老人不适用运动疗法:严重心脏病如心力衰竭、严重心律失常、不稳定型心绞痛、近期内心肌梗死、急性心肌炎、严重的未控制的高血压等,严重肝肾疾病、贫血、未控制的糖尿病、甲状腺功能亢进症及严重骨关节炎等患者运动时也要慎重。

▶ 114. 如何防止发生压疮和尿路感染

骨质疏松性骨折患者之所以发生褥疮和尿路感染,是由于长时间的卧床或者活动减少。为了避免发生压疮和尿路感染,就必须使患者起床活动,而起床活动的前提是无痛和少痛。可以采取不同的措施。

(1)髋部骨折治疗原则:骨折所致疼痛的迅速解除、骨折的治疗和早期康复治疗。一般股骨颈骨折手术有加压螺丝钉内固定术、人工股骨头置换术和人工全髋关节置换术。尽量采取手术的方法,固定骨折部位,使患者能够早期起床活动。股骨转子间骨折内固定方法有钢板和髓内钉两种,以髓内钉来得方便、有效。

(2)脊柱椎体骨折治疗原则:解除疼痛的对症治疗、骨折的治疗和改善骨质疏松程度的治疗。物理治疗主要为安静卧床和温热疗法。对于疼痛严重者,可进行手术,采取椎体成形的手术方法,即通过微创手术,在骨折的椎体上进行穿刺,注入骨水泥,起到即刻止痛的效果。患者能够早期下床活动。

(3)对于那些不能进行手术治疗,需较长时间卧床的患者,要积极预防、治疗压疮和尿路感染。主要措施有床褥要平整、柔软,身体易受压处保持通风,皮肤清洁、干燥,定时翻身、拍背、按摩,以增加血液循环。如已发生压疮,应加强护理。制作软垫圈或气垫圈,将其放在压疮的部位以防再受压;定期擦澡,定时翻身,避免尿、粪污染;坚持每天换药,保持伤口清洁干燥;局部应用灯烘烤,以改善血液循环。如创面不愈合,要积极控制感染,必要时可行植皮手术修复创面。

▶ 115. 冬季如何预防老人骨质疏松性骨折

调查发现,老人在冬季发生骨折的概率比其他季节要高近25%。患有骨质疏松症的老年人,在上厕所、起床、洗澡等时要站稳后才移步。居住环境灯光明亮,光线分布均匀,地板平坦,不宜过湿,使用防滑地砖,避免滑倒。物品摆设不宜太高,方便取放。卫生间设坐厕并安置扶手,床的高低合适,避免因居住环境因素引发跌倒。上下楼梯、乘公共汽车要扶着扶手。高龄骨质疏松症患者应减少到人群聚集的地方,以减少碰撞。行走不稳、下肢肌力较差的老年人应备有拐杖辅助。平时注意保持良好的姿势,避免负重,必要时使用腰围,有利于预防椎体骨折的发生。

患有骨质疏松症的老年人若无严重的慢性病、行动障碍,可适当参加户外群体活动,运动应量力而行,循序渐进,如散步、快走、太极拳等。建议活动时间以上午9～10时、下午3～5时为佳。运动时需更要注意防跌。同时冬季更要坚持服用抗骨质疏松药物,如基础用药钙剂和维生素 D,加用一种抗骨质疏松的药物。

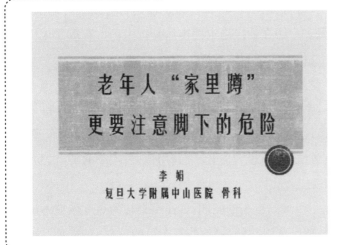

扫码观看视频

骨质疏松性椎体骨折的治疗

■
■
■
■

▶ **116. 什么样的骨质疏松性椎体骨折可以保守治疗**

复位、固定和功能锻炼是脊柱骨折治疗三大原则。脊柱椎体骨折是否需要手术，需根据患者病情、脊柱损伤类型、脊柱稳定性是否遭到破坏等综合因素来决定。一般认为，保守疗法在治疗稳定性椎体骨折中仍占有重要地位，适用于大多数压缩性骨折及稳定的爆裂性骨折。

非暴力引起的老年骨质疏松性脊柱骨折，如果无脊髓及神经根压迫，无神经受损伤表现，通常通过牵引、过伸复位、卧床、支具保护等保守治疗可以达到复位和固定的目的，再通过积极有效的功能锻炼使功能得到恢复，就不需要手术治疗。保守治疗具有方法简单、患者痛苦小、费用低、风险小的特点，易为大多数患者及其家属所接受。

但保守治疗也存在一些难以克服的问题，如压缩脊柱的高度恢复不满意，康复时间长，可出现因长期卧床引起的并发症，甚至可能出现畸形加重导致神经后遗症等。因此，对于无法耐受长期绝对卧床休息，尤其是伴有脊柱不稳的胸腰椎骨折患者应考虑手术治疗，对于有脊髓及神经根压迫症状者更要积极手术治疗。

▶ 117. 椎体骨折的保守治疗方法有哪些

（1）卧床休息：应使用适当硬度的卧具，急性单纯椎体楔形压缩性骨折患者的治疗必须用硬板床，采取仰卧位，腰部用枕头垫起，枕垫正对骨折部位，保持脊柱过伸位。

（2）腰背肌锻炼。静卧 2～3 天后，急性骨折处出血停止，疼痛减轻及腹部胀气消退后，即要开始腰背肌锻炼。早期锻炼活动既可防止骨质疏松进一步加重，坚持功能锻炼还可使背伸肌强壮有力，免除慢性腰痛的后遗症，这对骨折的最终治疗效果具有非常重要的意义。功能锻炼可按患者年龄、伤势、体质及精神状态而行，争取在伤后 3～6 周内，完全达到功能锻炼的要求。这里介绍一种简单易学且应用广泛的方法，俗称为"五点支撑法""三点支撑法"和"小燕飞"。"五点支撑法"就是让患者仰卧在床上，双肘、双膝屈曲，以双肘关节、双足及头后枕部支撑，将身体抬离床面，成为拱形，然后放下再抬起，反复进行。当患者进行"五点支撑法"锻炼一段时间后，可改为"三点支撑法"，即将两肘部支撑点去掉，只靠双足及后枕部支持锻炼。"小燕飞"就是人们模拟燕子飞行姿势进行的肢体运动，一般取俯卧位，脸朝下，双臂以肩关节为支撑点，轻轻抬起，手臂向上同时轻轻抬头，双肩向后向上收起，同时双脚轻轻抬起，腰部肌肉收缩，尽量让肋骨和腹部支撑身体，持续 3～5 秒，然后放松肌肉，回归原位休息 3～5 秒。刚开始时，可先做 10～20 下，逐渐增加。只要天天坚持锻炼，每日 3～4 次，每次锻炼 20 分钟，大部分患者可获得良好效果。

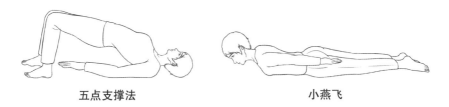

五点支撑法　　　　　　　　　　　　　小燕飞

（3）佩戴支具：支具是一种既有弹性又能牢固固定的特制的背心。它主要是帮助脊柱承载重力，限制脊柱屈伸与旋转活动，维护脊柱稳定，防止脊柱和周围肌肉再受到损伤。佩戴支具可明显减轻椎旁肌肉痉挛和疼痛，加强肌肉韧带的力量,防止椎体进一步压缩,可以减轻脊柱后凸畸形,防止走路时身体摇摆,预防跌倒引发再次骨折。单纯椎体压缩性骨折、椎体压缩不超过原高度1/3者和第4~5腰椎以上的单纯附件骨折等,通常以上患者卧床3~6周后即可佩戴支具逐渐下床活动。

▶ 118. 什么是椎体成形术

椎体成形术临床全称为经皮穿刺椎体成形术(PVP),属于微创手术,是通过向病变椎体内注入骨水泥(聚丙烯酸甲酯,PMMA)或人工骨达到强化椎体目的的技术。PVP通过在患者背部做一个约2毫米的切口,用特殊的穿刺针在X线监护下经皮肤穿刺进入椎体,建立工作通道,将骨水泥或人工骨注入椎体内稳定骨折椎体,防止进一步塌陷,明显缓解疼痛。文献报道,疼痛的缓解率为70%~95%。PVP手术时间约30分钟,术后24小时患者即可在外固定保护下离床恢复正常生活,减少了褥疮及肺炎等骨折卧床相关并发症的发生率。

PVP缓解疼痛机制可能是骨水泥在骨折椎体内的锚定,使骨质疏松椎体内微骨折得到固定,增加了椎体的稳定性,从而减少了对椎体内痛觉神经末梢的刺激;另外还有可能是骨水泥聚合反应放热与毒性作用破坏了椎体内的神经末梢及炎性致痛因子,改变了椎体内微环境,降低了疼痛敏感性,阻断了疼痛介质生成,达到了止痛效果。

PVP无法恢复脊柱的正常高度,术后患者疼痛虽然缓解,但仍有可能出现驼背畸形。近年来开展的经皮穿刺椎体后凸成形术(PKP)通过在椎体内置入特制的工具(球囊等),撑开压缩的椎体后再注射骨水泥,可以更好地恢复椎体的高度,维持患者脊柱的生理弧度。

椎体成形术(PVP)最佳指征是保守治疗疼痛无法缓解的椎体骨质疏松性压缩性骨折。其典型的临床表现为:背部中线部位的疼痛,无放射性,负重后背部疼痛加重,骨折椎体相应的棘突压痛明显,且患者的病程不超过4个月。对于凝血功能异常的、有急性感染的患者,不能做PVP。对于Ⅲ度以上的严重椎体压缩性骨折患者,由于椎体压缩过多,经皮穿刺难以到椎体内,为手术相对禁忌证。椎体后壁不完整的患者,由于向椎体内注入的骨水泥可能通过椎体骨折处渗漏至椎管内损伤神经,因此不能做 PVP。

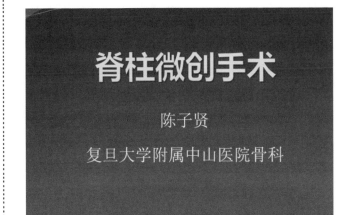

扫码观看视频

▶ 119. 椎体成形术有什么风险

接受椎体成形术(PVP)的患者大部分是老年患者,他们身体的一般状况较差,通常合并有心、脑、肺等慢性疾病,手术、麻醉的创伤及长时间俯卧对胸廓的压迫可能会诱发或加重这些疾病。

PVP 是在 X 线监护下的微创手术,医师必须根据经验凭 X 线透视判断穿刺针有无损伤神经,判断注入的骨水泥是否渗漏到椎间隙、椎管内、椎管内外静脉丛等,如骨水泥外渗就可能损伤到脊椎相邻结构如神经组织等。因此手术医师的经验非常重要。

此外,PVP 术中有极少数患者对骨水泥会产生过敏反应,轻者术中出现一过性血压下降,经对症处理后好转;重者可能出现心搏骤停,抢救失败而死亡;由于医疗技术的局限性,目前还没有方法在手术前检测患者对骨水泥是否过敏。幸运的是,发生的概率不高。

尽管 PVP 是所谓的微创小手术,风险却不小,建议患者选择大型医院有经验的医师手术以最大程度规避风险。

▶ 120. 与椎体成形术相比,球囊扩张椎体后凸成形术有什么优点

传统的椎体成形术(PVP)开始于 20 世纪 80 年代初,而球囊扩张椎体后凸成形术(PKP)开始于 90 年代末,晚了 10 多年。后者在吸取了前者的经验教训的基础上做了改进。

首先,相对传统的 PVP,PKP 经过球囊扩张后再分次注入骨水泥,一方面球囊扩张后留下的空腔周围的松质骨得到压实,人为地造了一个阻止骨水泥渗漏的屏障;另一方面使用推杆分次注入骨水泥较传统的压力泵持续注入大大降低了骨水泥注入时的压力,因此骨水泥的渗漏大大减少了。有报道 PKP 的骨水泥渗漏率在 10% 左右,而传统椎体成形术骨水泥渗漏可高达 80% 以上。当然这里可能存在操作者手术技巧方面的差别,但这仍然是 PKP 较传统 PVP 的最大优点。

其次,PVP 在恢复椎体高度、矫正后凸畸形上优于传统的 PVP。有学者通过离体实验比较了两者在恢复椎体高度方面的效果,结果使用球囊能恢复 97% 的丢失高度,而传统 PVP 仅能恢复 30%。

降低渗漏率就等于减少了手术的并发症,而恢复椎体高度、改善后凸畸形、保持脊柱正常序列又对预防患者将来背痛的发生有好处。因此 PKP 明显优于传统的 PVP,但由于使用了球囊,医疗费用的支出要增加不少。

▶ 121. 椎体成形术后第一天,患者就能下床活动吗

对于新鲜的骨质疏松性椎体压缩性骨折,椎体成形术(PVP)的作用是通过骨水泥的粘结作用使骨折块之间达到即刻的稳定性,同时骨水泥在硬结过程中的放热反应造成周围骨组织的热坏死效应,从而使患者的疼痛感明显得到缓解。在我们的临床实践中,患者在腰围的保护下,术后第一天就能下床活动,开始包括行走、坐立、饮食以及大小便等日常生活。

从术前床上翻个身都困难到术后第一天就可下床自如活动,患者的生活质量得到了明显的改善,也大大减少了由于长期卧床带来的诸多并发症。然

而，真正的骨性愈合需要 6 周以上的时间。所以在骨折后 6 周内，不但要在腰围的保护下活动，而且活动时动作要轻柔，腰背要挺直。起床和躺下的时候要90 度侧身，不要在仰卧位起床和躺下去。这样可以避免骨与骨水泥间粘结的松动以及椎体内骨小梁微骨折的再次发生。

▶ 122. 椎体成形术的疗效好吗

无论球囊扩张 PKP 还是传统的 PVP，都具有确实可靠以及高效的止痛作用，还可以防止骨折椎体的进一步压缩、塌陷。对骨折复位和纠正脊柱后凸畸形，球囊扩张 PKP 优于传统的 PVP。有学者报道 PVP 即刻止痛有效率可以达到 97%，疼痛评分从剧痛下降到轻度疼痛，患者总体满意率在 80% 以上。我们自己的临床经验也同样证实 PVP 有相当惊人的早期止痛作用，可以说目前任何一种药物治疗都不能获得如此有效的止痛效果。

除此之外，由于患者早期活动，避免了长期卧床带来的诸如肺炎、压疮、尿路感染等并发症和护理上的不便，避免了长期卧床导致骨量丢失从而出现的骨质疏松恶性循环。后期还可以预防椎体压缩和后凸畸形引起的背部疼痛、胃胀不适甚至直立困难等症状。

当然，椎体压缩性骨折本身通过卧床休息等保守治疗是可以自己愈合的，一般患者 3～4 周以后疼痛也会明显好转。所以近年来也有外国学者发表文章怀疑 PVP 的疗效，认为和保守治疗没有明显差别。但这种观点到目前为止也受到很多质疑，没有被大多数脊柱外科专家所接受。

▶ 123. 不适合行椎体成形术的患者可行什么手术

随着手术技术的娴熟，除了感染、凝血功能异常等绝对禁忌证外，PVP 在骨质疏松性椎体骨折上的应用在技术上已没有多大障碍。以往椎体后壁破裂，压缩超过椎体 2/3 的严重椎体压缩性骨折等被列为禁忌证的病例在技术娴熟的术者手中也可以完成。

但对于椎体爆裂性骨折，椎管内有明显压迫、超过椎管直径 1/3、累及中柱及后柱的不稳定型脊柱骨折,单行 PVP 达不到重建脊柱稳定性的要求。对于这些骨折,解除神经压迫和重建脊柱稳定性成为治疗的首要任务。通常可选择后路短节段钉棒系统内固定加以稳固脊柱,同时通过牵张力间接使骨折块得到复位。这样既减除了神经压迫,又稳定了脊柱。

对于骨质疏松特别严重,螺钉把持不牢的情况,可以在椎弓根内通过灌注骨水泥的办法增加螺钉的把持力。对于椎管内前方骨折块特别巨大,超过椎管 1/2,后路复位困难的病例,可以采取前路切除骨折块,再植骨内固定的办法来治疗。但前路手术创伤大,尤其是出血量可能大大高于后路手术,在高龄患者身上应用要慎重考虑。

骨质疏松性四肢骨折的治疗

▪
▪
▪
▪

▶ 124. 什么是"一生中最后一次骨折"

　　绝大多数股骨转子间骨折的发生与骨质疏松有关,当然,小部分的股骨转子间骨折是高能量损伤所致,可发生在各年龄段。在老年骨质疏松症发生过程中,松质骨先于皮质骨出现变化,对于股骨转子间(包括股骨颈)这样典型的松质骨区域,骨强度降低非常突出,以至于日常生活中平地滑倒或者摔倒这种低能量损伤就足以导致该部位骨折。老年股骨转子间骨折和股骨颈骨折具有相似的发生机制,都是髋部受到突然的扭转应力作用所致,加以骨折发生的解剖位置相邻,习惯上把这两种骨折统称为髋部骨折。髋部骨折是骨质疏松性骨折中症状最重、治疗较棘手的一种,在手术治疗普及前,该部位骨折后果严重,患者常在短期内死亡,即使存活也丧失活动能力,因此一度被称为"一生中最后一次的骨折"。但是,随着医学的进步和治疗方法的发展,髋部骨折的疗效已经获得了很大的提高。

　　股骨转子间区域以松质骨为主要结构,其周围有丰富的肌肉组织附着,血供非常丰富,所以骨折发生后会有较多的出血,但同时也提供了非常好的骨愈合的条件,保守治疗很少会发生骨折不愈合或者延迟愈合,加之骨折患者多已高龄,既往多采取保守治疗。但是,保守治疗需要长达数月的卧床,会给患者带来极大的痛苦与折磨,压疮、肺炎、尿路感染等各种并发症不仅发生率很高,而且难以治愈，往往最终会导致患者死亡；许多患者最后虽然骨折获得了愈合，但为畸形愈合，同时因体质消耗或者并发症无法治愈，最终还是无法恢复负重行走功能，只能缠绵病榻。文献报道，股骨近端骨折保守治疗1年内的死亡率在30％～50％。另一方面，由于我国目前还没有做好进入老龄化社会的准备工作，老年养护床位极端缺乏，所以同类患者的长期护养主要由家庭承担，这种专业要求很高、工作量极其繁重的护理任务也不是一般家庭所能承受的。

▶ 125. 骨质疏松性股骨转子间骨折的手术方法有哪些

老年医学的发展大大提高了老年慢性疾病的诊疗水平，而骨折内固定技术的发展也使股骨转子间骨折的复位与固定更可靠与微创化。得益于此，目前手术已成为股骨转子间骨折的主要治疗手段，只要患者没有明确的手术禁忌证，也就是说患者的身体没有明显的难以承受手术的情况，应以手术治疗为宜；对于那些存在医学上称为相对手术禁忌证的情况，例如患者存在慢性心肺疾病、脑血管疾病或体质较差时，需要与麻醉科和内科相关科室共同全面评估手术风险，并与家属共同商量、共同决策，在伴发内科疾病控制后也应尽可能采取手术治疗。通常，实力强大的综合性大医院的手术能力与整体实力会更强一些。

另外，手术时机也非常重要。骨折部位疼痛严重，受伤后患者的运送、为作X线片检查等各种搬动、大小便、身体的日常清洁卫生工作、为预防压疮必须定时翻身等，所有这些活动都会引起体位的变动，从而导致骨折端之间的活动而引致剧烈疼痛，这种疼痛会严重消耗患者的体能、影响其食欲和精神，从而日益增加手术的风险。所以原则上来讲，手术时间越早越好，根据患者的既往健康情况以及手术准备工作的方便程度，尽早安排手术，有研究显示在伤后72小时内手术者疗效较好。当然，如果存在慢性内科疾病等相对禁忌证的情况，也不能冒进，需要很好控制慢性疾病后再进行手术。而对于患者家属来讲，面对这一突发的事件，必须要当机立断，迅速决策，不可因为犹豫而错失时机。

股骨转子间骨折的手术治疗最主要的目标是要尽早恢复患者的活动能力,最低目标是让患者在卧床活动时无痛。手术方法多种多样,主流方法是内固定,首选闭合复位,可以放置在牵引架上进行复位,透视观察复位情况;如果闭合复位不理想,可切开复位。复位成功后可用股骨近端髓内钉系统内固定,也可以采用动力髋螺钉钢板系统内固定;当然,也有一些医师喜欢采用外固定支架的方法来治疗股骨转子间骨折。不管采用何种手段,手术目的就是对骨折进行复位后可靠固定,术后根据患者骨质量的情况和内固定的稳固程度,尽早恢复患者的活动能力,最理想的状态是术后 2～3 天后即可下床活动,开始康复训练;而对于体质差和合并疾病较多的患者,至少是可以做到无痛卧床训练,以减轻患者痛苦,方便护理。

▶ 126. 什么是骨质疏松性股骨颈骨折

　　股骨颈骨折是骨质疏松性髋部骨折的另一种常见类型。在临床上,股骨颈骨折最多见于 60 岁以上的老年人,而股骨转子间骨折则最常见于 70 岁以上的老年人。股骨颈部的骨皮质要比股骨转子间区域的骨皮质强,其发生骨折所需要的暴力要稍稍大于后者,但这两种骨折的暴力机制是相似的。与转子间部位有丰富肌肉包绕不同,股骨颈大部分位于髋关节的关节囊内,骨折后会丧失大部分的血液供应来源,易于发生骨折不愈合,即使骨折获得愈合,后期也会有很高的概率发生股骨头缺血性坏死。股骨颈骨折后股骨头缺血性坏死的发生与骨折部位相关,骨折部位靠近股骨头的完全关节囊内骨折发生股骨头缺血坏死的风险比股骨颈基底部骨折的风险高;此外,股骨颈骨折后股骨头坏死还与骨折移位程度相关,移位程度越大,后期坏死的可能性也就越大。因此,临床上通常按照骨折部位和骨折后移位程度对股骨颈骨折进行分型,根据骨折部位可把股骨颈骨折分成(股骨)头下型、经颈型和股骨颈基底型三种类型;而 Garden 分型则根据骨折移位情况把股骨颈骨折分成四型,Ⅰ型和Ⅱ型移位程度较小,后期股骨头坏死的可能性稍小,Ⅲ型和Ⅳ型的移位程度较大,股骨头后期坏死的可能性较大。

　　除了股骨颈基底部骨折外,股骨颈骨折为关节囊内骨折,骨折后尽管可发生明显移位，但患肢外观畸形比转子间骨折轻。需要引起重视的是一种被称为"嵌插型骨折"的类型，因股骨颈部位为松质骨，有时骨折后骨小梁相互压缩嵌合，骨折移位不明显且症状较轻，嵌插牢固者甚至仍能行走，往往容易忽视。因此，老年人如果在跌伤后出现髋部疼痛，即使能行走，也要及时就诊，以明确是否存在骨折。

▶ 127. 骨质疏松性股骨颈骨折应尽早手术吗

骨质疏松性股骨颈骨折的处理原则与上面的转子间骨折是一样的，都是要争取尽早手术，尽早进行康复训练，并继以后续的抗骨质疏松治疗，但在手术方式上两者是不同的。对于 Garden Ⅰ型和Ⅱ型股骨颈骨折，由于其继发股骨头缺血性坏死的可能性相对较小，一般建议内固定治疗，可以采用螺纹钉或者动力髋螺钉钢板等内固定系统，此类手术创伤较小，时间较短，出血量很少，术后患者恢复较快，但远期仍有股骨头坏死发生的可能，因骨折端吸引沉降而致钉尾滑出也较为常见。

对于老年人 Garden Ⅲ型和Ⅳ型的股骨颈骨折，由于其移位明显，股骨头血供受损严重，远期股骨头缺血性坏死发生率很高，通常不再适合螺纹钉内固定治疗，而以人工关节置换手术为宜。对于身体条件许可、年龄相对较低（如80 岁以下）、预期寿命较长的患者，适合进行全髋关节置换手术，即不仅把骨折的股骨头颈部位换成人工关节，而且把上方对应的髋臼部分也置换成相应的人工髋臼，以使两个相对应人工关节的摩擦面完全匹配，增强关节面的耐磨性，以获得较长期的使用。相对螺纹钉内固定手术而言，全髋置换手术创伤较大，但是全髋置换手术已是很成熟的手术类型，目前全国各大医院的人工关节外科基本都已专业化，全髋置换手术的总体时间大多也就在 1 个小时左右，总体创伤并不大，绝大多数的患者能耐受手术并在术后迅速康复。

对于体质虚弱、合并疾病较多、本来活动能力就已较差的患者，可以选择半髋关节置换手术（又称人工股骨头置换术），即只置换远端的股骨头颈部分，而保留上方自身的髋臼部分，用一个跟自身股骨头直径相似大小的人工金属股骨头去对应自身的髋臼，做成一个活动的关节。半髋关节置换的优点是手术相对全髋置换要更小，时间要更短，患者的耐受度要更高一些，其缺点是金属股骨头的摩擦性能与天然股骨头有很大的区别，长期大活动量使用可能会造成上方髋臼的进一步磨损，从而需要再手术翻修成全髋关节置换。所以，半髋关节置换的手术适应证一般会有比较严格的控制，当然，学术上对此也还存在一些争议。

髋关节置换手术的目的也是尽早让患者重获活动能力，所以术后也是强调要尽早活动，只要患者体力许可，术后伤口疼痛控制良好，通常在术后第 2 天或第 3 天即可下地练习站立或开始辅助行走。

▶ 128. 骨质疏松性桡骨远端骨折应怎样进行手术治疗

桡骨远端为松质骨结构，发生骨质疏松后，轻微的外力即可造成严重粉碎性骨折，多数骨折涉及腕关节面，致使腕关节丧失稳定性。因此，复杂的桡骨远端骨折采用常规的外固定很难维持良好的复位，经常因关节面不平、桡骨远端短缩以及腕关节畸形等继发腕痛和功能障碍。

理想的治疗要求完全恢复腕关节的正常解剖关系和骨折的复位、实施有效而坚强的固定、早期活动。手术是桡骨远端骨性结构获得精确复位的最佳方法，术中可以直视下复位桡腕关节面的完整性，恢复桡骨远端的长度，从而使桡腕关节、下尺桡关节以及尺腕关节恢复正常解剖关系。

累及关节面且明显移位的桡骨远端粉碎性骨折，以及不稳定的桡骨远端骨折倾向于采用手术治疗。可根据骨折的具体情况选用闭合复位、经皮克氏针撬拨内固定或单臂外固定架固定；有限切开复位、经皮克氏针撬拨内固定或单臂外固定架固定；切开复位钢板内固定。如果桡骨远端关节面明显塌陷，可行有限切开，关节面撬拨复位后用自体骨、人工骨植骨或注入骨水泥填充关节软骨下缺损，再辅以外固定支架固定。

对于骨质疏松程度较轻者，切开复位普通钢板内固定可以获得稳定的固定，临床效果较好。但对于严重骨质疏松者，普通钢板内固定有时很难奏效，经常出现螺钉切割而致使整个固定失败。锁定钢板可以通过钢板与螺钉之间通过螺纹咬合，产生成角稳定，发挥整体固定效果。即使是严重骨质疏松性骨折,仍能获得坚强的内固定。桡骨远端解剖型锁定钢板是根据桡骨远端解剖形状设计的一种稳定性钢板,体积小,切迹低,通过锁定螺钉的成角稳定性可牢固固定于桡骨远端,适用于骨质疏松性骨折,从而保证初始的高稳定性,以便早期活动,这已成为临床上备受欢迎的新方法。

对于严重粉碎的桡骨远端骨折,有时需要掌侧、背侧和桡侧联合入路切开复位、双钢板甚至三钢板固定(所谓的三柱固定)才能使骨折获得有效的支撑与固定,以允许早期功能锻炼,减少了长期固定而致使骨质疏松加剧的程度,并最大限度地减少了腕关节的僵硬程度,使老年桡骨远端骨折患者的腕关节功能获得了良好的康复。

手术后不能忽略抗骨质疏松治疗。

▶ 129. 骨质疏松性肱骨近端骨折有哪些治疗方法

肱骨近端也是骨质疏松性骨折的好发部位,常见于绝经后骨质疏松的女性。因为骨质疏松的存在,这类骨折多为日常生活中跌倒等低能量损伤所致,但是即使损伤能量较小,骨折也常表现为粉碎骨折,且移位明显,骨折不稳定,有时甚至伴有肩关节脱位,治疗困难且疗效不理想。

对于无移位或轻微移位的骨折可采取保守治疗,常用方法是贴胸绷带固定上臂于胸壁,同时用三角巾悬吊固定臂部。通常贴胸固定三周后开始作被动功能锻炼或保护下摆动锻炼等主动功能锻炼,要避免过度或不恰当的锻炼所致的二次移位。对于采取保守治疗的患者应密切随访,因为肱骨近端骨折常为不稳定骨折,很易出现继发移位,一旦发生明显移位,需要改为手术治疗,如患者全身状况不允许,可继续保守治疗,但要注意保护。

对于移位的两部分或三部分骨折,以手术治疗为宜。首选切开复位和钢板螺丝钉内固定术。应尽可能选择锁定钢板固定以降低内植物失败风险,复位时要重视肱骨近端内侧距的完整和复位,粉碎性骨折复位后留下的骨缺损区应进行自体骨、异体骨或人工骨植骨以增强骨的稳定性和螺丝钉的把持力。

对于高度粉碎、移位的骨折如四部分骨折,很难复位并获得可靠固定,可选择人工肱骨头置换术。肱骨解剖颈骨折或骨折脱位,肱骨头关节面骨折块游离以及骨折累及肱骨头时,肱骨头坏死风险高,也以肱骨头置换为宜。在进行该手术时应重视肩袖止点的重建以恢复肩袖功能,这对术后肩关节功能恢复十分重要。

肱骨近端骨折后应进行骨质疏松程度的评估,并采取抗骨质疏松治疗。

▶ 130. 骨质疏松性股骨髁上、髁间骨折有哪些治疗方法

骨质疏松性股骨髁间、髁上骨折如果移位不明显可采用长腿石膏固定,有些情况下可采用骨牵引,但长时间的石膏固定和膝关节制动会造成膝关节僵硬,骨牵引治疗需要患者长期卧床,可能会引起压疮、肺炎、血栓形成及尿路感染。

近年来,随着骨折内固定手术技术及内固定系统的进步,除个别简单及无移位的股骨远端骨折采用保守治疗,大部分骨科医师采用手术治疗作为治疗股骨远端骨折的首选方案。早期使用髁钢板固定操作困难,随后的动力髁螺钉钢板系统则因髁螺钉粗大,可造成股骨髁部较大的骨丢失,且对于骨质疏松髁螺钉把持力不足。股骨远端逆行髓内钉可以用来治疗股骨髁上骨折,但是需要特殊设计的系统,使股骨髁部可拧入多枚锁钉或用螺旋刀片替代一般锁钉以应对骨质疏松,操作较困难,也不适合髁间粉碎的骨折;同时髓内钉需要在膝关节腔内进针,可能会造成膝关节关节炎的发生。

目前广泛使用的是股骨远端锁定解剖钢板,不同的内固定制造公司各有其代表性产品,钢板在髁部膨大且有预弯的解剖设计、锁定技术、角稳定技术以及微创置板、置钉技术不仅使钢板固定获得稳固的系统,也使固定方法简单且较少创伤,在治疗骨质疏松性骨折方面有着明显优势。当然,无论采取何种治疗方法,术后均需抗骨质疏松治疗。

▶ 131. 骨质疏松性胫骨平台骨折的治疗方法有哪些

胫骨平台骨折治疗的目的是恢复关节面的平整,恢复肢体的轴线及骨折和膝关节稳定性。由于平台骨折的患者不需要长期的卧床,因此在大多数关

节面塌陷小于 4 毫米的平台骨折患者通常采取保守治疗的方法。对于关节面塌陷严重、骨折不稳定、膝关节不稳定(伴有韧带损伤)或有开放性骨折和血管损伤的患者,需要手术治疗。手术的目的是要恢复肢体的轴线、关节面的平整,以及稳定骨折和膝关节。手术方法主要有切开复位、螺钉固定、支撑钢板固定或外固定支架,当平台关节面有压缩,复位后关节面下出现骨缺损者,需要植骨治疗。骨质疏松的患者,仅用螺钉固定支撑塌陷平台的碎骨片是不牢靠的,必须要用支撑钢板固定。同时骨质疏松的患者,胫骨平台骨折时关节面往往粉碎塌陷严重,要将关节面恢复平整难度较大。无论采取哪种手术方式,建议早期进行膝关节主动功能锻炼,6 周左右时达到接近正常的伸屈活动范围,否则膝关节功能会受到较大的影响。由于胫骨平台周围软组织覆盖少,术后皮瓣坏死及感染概率较其余部位高。术后需抗骨质疏松治疗。

▶ 132. 骨质疏松性踝部骨折有哪些治疗方法

　　骨质疏松性踝部骨折多为粉碎性骨折,骨折同时常有局部软组织严重损伤,且老年患者足踝部软组织条件差,其治疗较一般骨折难,并发症发生率高,康复时间长,而且费用昂贵。对于没有移位的及移位不明显的骨折可采用石膏固定,固定时间一般 6～8 周。

　　对于移位明显或不稳定的骨折需要手术治疗,但由于患者存在骨质疏松,即使手术效果也常不理想,同时术后并发症(皮瓣坏死、切口感染、内植物松动和骨延迟愈合)发生率增高。以往由于普通的钢板及螺钉无法把持骨质疏松的骨折块,因此内固定容易失败。解剖锁定钢板的出现,使得大多以往不能手术固定的踝部骨折的患者能够接受手术,手术内固定相关并发症相对减少,大部分患者手术后可以早期活动踝关节。术后需进行抗骨质疏松治疗。

骨质疏松症患者的关节置换

▶ 133. 骨质疏松症患者接受的髋关节置换术有什么特点

髋关节置换手术是治疗终末期髋关节病变的最有效手段。对于骨质疏松症的患者而言,髋关节置换术并没有特别的适应证上的区别。

骨质疏松症患者由于疏松的骨质易于骨折和压缩,因此对医师的手术操作要求要高一些。术前需要进行详细的测量和周密的计划,选择合适的假体;术中操作时要求动作比较轻柔,避免暴力和强力动作,以免在骨床准备和试模以及假体安装时发生相应的骨折,造成术中操作的困难和术后效果的不良。

在髋关节置换手术之后,肢体功能可能迅速得到恢复并重新获得良好的活动能力,加上全身的抗骨质疏松药物的治疗,可以使因患肢废用所致的骨质疏松逐步缓解。加上肌肉力量的恢复,这种全身多方面情况的改善对髋关节假体本身也是有一定好处的。

▶ 134. 髋关节置换术后康复锻炼要注意什么

绝大多数的骨质疏松症患者在全髋关节置换术后的康复进程与非骨质疏松症患者并没有本质的区别。随着假体设计水平的不断提高,骨质疏松本身对于假体固定稳定性的影响已经不是一个太值得担心的问题,但是由于患者存在骨质疏松，更需要及时的、循序渐进的功能康复锻炼，因为如果不及时的功能康复锻炼，会更快地加重骨量流失，致使患者的骨质疏松病情雪上加霜。

但考虑到严重骨质疏松症者因其骨质的把持能力极度下降，术后康复可能需要减慢进程，甚至可能需要额外卧床数周。股骨颈骨折并有相对手术禁忌证者因为体能较差，也可能需要减慢康复进程。另外，确诊为骨质疏松症的患者在全髋关节置换手术前后都应该持续服用抗骨质疏松药，这也是不容忽视的一点。

另外，骨质疏松症患者由于体内钙质的流失会间接影响到神经肌肉接头的功能。通俗地讲，老年人平衡能力下降、易于摔跤也与骨质疏松有一定关系。这一点在全髋关节置换术后康复中需要加以小心，对于康复辅助人员或者家属而言，需要注意患者平衡能力的恢复情况，防止其摔倒。

▶ 135. 髋关节置换术后的老年人都需要常规抗骨质疏松治疗吗

在我国 2017 年颁布的《原发性骨质疏松症诊疗指南》中，临床上用于诊断原发性骨质疏松症的通用指标是：发生了髋部或椎体脆性骨折，或骨密度测定 T 值＜－2.5，或骨量减少伴有肱骨近端、骨盆或前臂远端脆性骨折，在排除骨代谢疾病后即可诊断为原发性骨质疏松症。

可见在这个诊断标准中并没有与髋关节置换术直接相关的内容，因为这是两个独立的问题，但这两者又有相互交叉和相互影响。简单地说，严重的骨质疏松可能影响髋关节置换术后的效果；反之，髋关节置换术也会在术后短期内增加骨量的流失。因此建议患者在术前、术后定期复查测定骨密度，如果符合上述诊断标准，就需要进行相应的抗骨质疏松治疗。

有些股骨颈骨折的老年人在骨折前没有进行骨密度测定，骨折前并不知道是否存在骨质疏松。但老年人发生股骨颈骨折多为低能量非暴力性，即脆性骨折。而脆性骨折是诊断原发性骨质疏松的一个硬指标，即一旦发生脆性骨折，骨质疏松症的诊断就成立了。因此对此类患者应常规进行正规的抗骨质疏松治疗。

老年患者需注意严重的骨质疏松在髋关节置换术后可能引起的并发症，

比如早期假体不稳定,中期假体松动、假体周围骨折,还有长期的假体周围疼痛等。因此在髋关节置换手术后,需采取"早期、综合、持续"的抗骨质疏松治疗策略,按照代谢性疾病的临床思维,坚持长期用药,结合定期复查,随时调整剂量和药物,对假体周围骨量、骨质量严密观察、定期随访。这些综合诊治方案,不仅对于假体的长期稳定具有积极的意义,而且还能有效降低再次骨折、假体周围骨折、假体松动的风险,提高患者的生活质量,以达到更好的远期临床效果。

▶ 136. 骨质疏松症患者接受的膝关节置换术有什么特点

膝关节置换术是通过人工材料(目前主要是金属合金和高分子聚乙烯)置换已经破坏的关节表面。在膝关节炎的手术治疗中,人工全膝关节置换术已成为国际上成熟的手术方法,成功地为千百万患者解除了痛苦,明显地提高了生活质量。主要用于严重的关节疼痛、不稳、畸形,日常生活活动严重障碍,经过保守治疗无效或效果不显著的病例,尤其是年龄较大的患者。

在下列情况时,禁忌行人工膝关节置换术:局部或远隔部位有活动性感染的患者;局部皮肤、软组织的血液供应差,使术后可能出现切口闭合困难或切口部位软组织和皮肤坏死的患者;患神经源性关节病的患者;关节周围肌肉麻痹,难以保持手术后关节稳定的患者;全身状况较差而难以耐受人工关节置换术的患者。

以往认为严重的骨质疏松症与严重屈膝挛缩畸形(>60度)、关节不稳、严重肌力减退、纤维性或骨性融合等也是手术禁忌证,但随着治疗水平不断提高,骨质疏松症已经不是膝关节置换术的禁区了。实际上,膝关节置换术主要应用于老年人,尤其老年女性的原发性骨质疏松症是非常普遍的,如果没有合并其他关节置换术的禁忌证,膝关节置换术都是可以考虑的。

膝关节置换术使用的假体通过两种方式来固定,一种是应用骨水泥填充,将假体固定在骨头上,这一类也叫骨水泥关节。这是目前膝关节置换术最普遍的方法,效果也最可靠。骨水泥关节完全适用于骨质疏松症患者,现在也是关节置换手术的主流。

另一种是依靠人体骨组织在假体上生长来最终达到固定假体的目的,这一类叫生物型关节。术后早期是依靠假体嵌在骨头上或用螺钉达到固定的效果。这种假体对于局部骨骼质量要求较高,对年轻人或是骨质较好的患者可能有效,但对于骨质疏松症患者显然就不适合了。

▶ 137. 膝关节置换术后应怎样进行康复锻炼

人工全膝关节置换术对于膝关节的终末期病变,是一种疗效十分确切的手术。如果没有有效的康复训练,则不可能达到手术应有的效果。我们常说"五分在手术,五分在锻炼",对于全膝关节置换术来说,相对于其他关节手术,功能锻炼具有更重要的作用,它关系到今后膝关节的功能和活动度。骨质疏松症患者也不例外。

(1)术后第1周:患侧膝关节抬高,略屈曲,冰袋外敷24小时。在充分的术后镇痛下,术后6小时即可开始下肢肌肉静力收缩和踝关节屈伸的练习(每小时10次)。第2天可增加伸膝抬高练习和伸屈膝关节的练习,每次功能锻炼后患膝抬高并冰敷。根据身体耐受情况,术后24小时拔引流管后可以使用助步器下地站立,患肢先部分负重,然后逐渐过渡到完全负重。待下肢稳定性好转后,可逐步练习小步行走。术后早期功能锻炼,除恢复膝关节功能、避免关节粘连外,还可以促进下肢血循环、预防下肢静脉血栓形成。对于严重骨质疏松症患者来说,CPM机(连续被动运动机)使用有一定的危险性,且长期效果有争议,多数医师不建议使用;如果使用的话,必须慢慢增加起始角度,患者每天的疼痛程度不能增加。术后第1周的锻炼十分重要,是建立患者信心的时期。

(2)术后第2周:逐渐增加活动量和活动强度,这周主要是膝关节屈伸的练习,一般来说,初次置换的患者术后2周应该达到100度以上的活动度,但骨质疏松患者应以主动活动为主,千万不能外力强压,否则容易造成骨折。同时要开始加强步态的训练,要努力按照正常的步态行走,行走空间逐步由室内过渡到室外,由平地过渡到台阶。

(3)术后第3周:此时除继续前述关节屈伸练习外,可以开始脱离助步器使用手杖继续步态训练,上下楼梯的训练并加强患者平衡能力的训练。骨质疏松症患者的主要问题是注意保持平衡,防止摔跤。

(4)术后第6周:此时开始不必使用拐杖,可以正常做家务和外出散步,甚至购物等。

(5)术后3个月:可游泳、使用自行车式的健身器材和做其他温和性运动,但避免跳跃、奔跑和对抗性球类等剧烈运动。3个月内膝关节可能有一些酸痛和无力,这是正常的,一般3个月后会缓解,但有时仍会有点不舒服。

膝关节的功能锻炼应持续1年,此时膝关节的不适症状大多会消失,但仍应依照医师指示定期门诊随访。如果伤口附近软组织有红肿热痛症状,或有异常分泌物出现,应立刻急诊就医。

由于患者的体质、病情、主观要求、手术情况等不尽相同,全膝关节置换术后康复应因人而异。总的来说,骨质疏松症患者和其他患者一样,在医师的指导下,功能锻炼开始得越早越好,且应以主动活动为主、被动活动为辅。另外,骨质疏松症患者因为易于骨折,功能锻炼应掌握循序渐进的原则,切忌操之过急,避免发生不应有的损伤,当然,更不能因为害怕而拒绝功能锻炼。

▶ 138. 膝关节置换术后的老年人都需要常规抗骨质疏松治疗吗

对于膝关节置换术来说,如果术前不合并有原发性骨质疏松,术后只要进行正常的功能锻炼和活动,一般不需要特别的抗骨质疏松治疗。研究发现人工膝关节置换术后患者腰椎和同侧髋部的骨密度明显增加,提示人工膝关节置换在提高关节功能的同时有可能减少骨质疏松性骨折的发生。

但在我国,膝关节置换术的主要对象是老年女性患者,这一部分患者通常术前都合并有较严重的原发性骨质疏松。对于她们来说,膝关节置换术后应该进行常规的抗骨质疏松药物治疗,在治疗骨质疏松症的同时,也可以提高关节假体的生存率。

对于常规的骨水泥型人工关节来说,手术以后就可以进行正规的抗骨质疏松药物治疗,治疗方法无需考虑关节的情况。对于少数使用生物型关节的患者,由于关节的长期固定需要骨组织长入假体孔隙,所以抑制骨转换的抗骨质疏松药物如双膦酸盐等,在术后 6 周内最好不要使用。

其他抗骨质疏松的方法,如增加活动量,全面平衡营养,都是应该坚持的。及时的关节手术,再加上恰当的抗骨质疏松治疗,会使关节病治疗相得益彰。

术后康复健身操

腰椎术后康复健身操

膝关节术后康复健身操

髋关节术后康复健身操

第七讲

预防有方

骨质疏松未病先防

做好这些是预防的基础

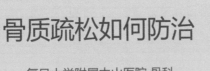

骨质疏松如何防治

复旦大学附属中山医院 骨科
李娟 施德源

扫码观看视频

▶ **139.** 为什么预防骨质疏松症比治疗更重要

　　骨质疏松症同其他很多老年性疾病一样,预防的重要性远远胜于治疗。人体内骨骼的含量一旦发生丢失及结构的改变,就很难恢复到原来的正常状态。绝大多数骨质疏松患者尽管经过多方治疗,自觉症状有所缓解,但实际上只是延缓了骨丢失的速度,即使骨密度有所增加,并不能改变骨质疏松的状态。

　　在骨丢失的早期,骨小梁变细但尚未发生断裂时进行有效的治疗可使变细的骨小梁增粗,从而增强骨的强度;但当已进入骨质疏松期,骨小梁发生断裂吸收时再进行治疗,残留的骨小梁可以增粗,但已经断裂消失的骨小梁将不会再修复再生,也就是说,骨量可以适当恢复一些,但骨的力学结构和强度将难以恢复到从前。因此预防得越早,骨质疏松的到来就越晚,且即使发生了骨质疏松,其强度和并发症也比没有采取预防措施的人轻得多。因此,骨质疏松症应以预防为主,治疗为辅。

▶ 140. 预防骨质疏松症为什么要从娃娃抓起

儿童时期健康的饮食和生活方式,对于预防年老后发生骨质疏松症和骨折是非常重要的。年轻时的低骨量容易引起年老后的骨质疏松,因此,有人称骨质疏松症为"年老后的儿科疾病"。

骨骼是孩子身体逐渐长大的支架,是不停变化的活体组织,不断有旧骨去除,新骨形成,就像银行账户,可以存入和支出骨组织。儿童和青少年时期由于存入骨组织多于支出,所以骨骼大小和强度不断生长。骨骼中骨组织含量持续增加,直到在 25 岁后达到高峰,女孩在 18 岁,男孩在 20 岁时已经获得了90%的骨量,而儿童和青少年时期是"投资"骨健康的最佳时机,骨量账户需提前充值,年轻时骨量储蓄越多,年老后就越耐用,因此预防骨质疏松症应从娃娃抓起。

▶ 141. 如何获得最佳峰值骨量

峰值骨量是指人一生中的最大骨量。无论是男性或女性,一般在 30～35岁达到峰值骨量。据估算,峰值骨量每增加 10%,成年人因骨质疏松而发生骨折的风险就可降低 50%。人体的骨量如同一个银行储蓄账户,只有趁年轻时多"存钱",尽量提高峰值骨量的数值,35 岁以后再持之以恒地维护,这样才能延缓"花费"的速度,不至于到老年留下一个"空账户"。而骨质疏松一旦发生,就难于逆转,故获得理想的骨峰值及减少骨量丢失是预防的关键,但人们却往往忽视了年轻时"开源",而只注重年纪大了后"节流"。

如何获得一个最佳的峰值骨量,对于防止老年后骨质疏松至关重要。要获得最佳峰值骨量,应从年轻时做起,注意合理膳食营养,多食用含钙、磷高的食品,如鱼、虾、虾皮、海带、牛奶、乳制品、鸡蛋、豆类、杂粮、芝麻、瓜子、绿叶蔬菜等。坚持体育锻炼,多从事户外活动,不吸烟、不饮酒、少喝咖啡、浓茶及碳酸饮料,少吃糖及食盐,动物蛋白也不宜摄入过多,晚婚、少育,哺乳期不宜过长,尽可能保存体内钙质,丰富钙库,将骨峰值提高到最大值。

▶ 142. 如何自我测试有无骨质疏松

骨质疏松症往往来得无声无息,出现骨折现象时已经到了严重阶段。相当一部分骨质疏松症患者会感到腰背酸痛或钝痛,疲劳时加重,休息后好转。当你有下列危险因素时,更要警惕骨质疏松症的发生:年龄增加(尤其≥65岁);40岁以后有脆性骨折史;有家族骨质疏松性骨折史;早绝经(45岁前停经);低体重;身高缩短4厘米或年缩短2厘米;长期低钙摄入;嗜烟;酗酒;过度摄入咖啡因;制动;易于摔倒;类固醇激素应用超过2～3个月;患有性腺功能减退或类风湿关节炎等。

年龄增加和低体重是骨质疏松及骨折的强烈危险因素。生活中可通过OSTA(亚洲人骨质疏松自我筛查工具)指数来预测骨质疏松的风险度:〔体重

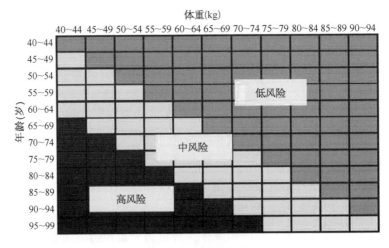

骨质疏松症的自我测评

（千克）-年龄]×0.2＝数值取整数，一般＜-4为骨质疏松症高风险人群；
-4～-1为骨质疏松症中等风险人群；＞-1为骨质疏松症低风险人群。因
此，日常生活中我们可以自己先通过上述公式评估。如果存在较高的发生骨
质疏松症的危险，应及早到医院进行进一步检查，以便达到早期诊断、早期治
疗的目的。

▶ 143. 预防骨质疏松症应从哪些方面着手

与骨质疏松症作斗争不是一蹴而就的，是需要终身努力的事情，涉及平时
生活中的方方面面，预防措施有三级：一级预防为无病防病，二级预防为有病
早治，三级预防为康复治疗。主要预防措施有以下几方面。

（1）调整生活方式：多食用富含钙、低盐和适量蛋白质的均衡膳食；适当
户外活动，避免嗜烟、酗酒，慎用影响骨代谢的药物等；老年人应注意是否患有
增加跌倒危险的疾病和药物，加强自身和环境的保护措施；作息规律。应注意
的是关于"晒太阳"不能盲目，并不是暴晒之后就能补充足够的钙质。晒太阳
应在上午6点至9点，这时的阳光以温暖柔和的红外线为主，是一天中晒太阳
的第一个黄金时段。而上午9点至10点、下午4点至7点，这两个时间段阳
光中的紫外线A光束增多，是储备体内维生素D的大好时间。此外，老年人
可适当进行力量锻炼，可通过拉力健身器、小重量哑铃进行上下肢、腰背肌、腹
肌锻炼，增强肌力，增加骨密度，延缓骨量流失。

（2）补充钙剂和维生素D：我国营养学会制定成人每日钙摄入推荐量800
毫克（元素钙量），但钙剂选择要考虑其安全性和有效性。维生素D有利于钙
在胃肠道的吸收，还能增加老年人肌肉力量和平衡能力。在服用时应注意个
体差异和安全性，必要时到医院定期监测血钙和尿钙，酌情调整剂量。

（3）药物治疗：有骨质疏松（T≤2.5）或已发生过脆性骨折，或已有骨量减
少的人群，可使用药物治疗。主要药物包括抗骨吸收药物：如双膦酸盐类、降
钙素类、雌激素类、选择性雌激素受体调节剂等药物。此外，还有少数促进骨
形成药物，如甲状旁腺素，适用于严重骨质疏松患者。上述药物均需在专业医
师指导下应用，注意其适应证和禁忌证。

（4）积极检查：建议每年进行1次骨密度检查，对快速骨量减少的人群，应及早采取防治对策。此外，也要注意积极治疗与骨质疏松有关的疾病，如糖尿病、类风湿关节炎、脂肪泻、慢性肾炎、甲状旁腺功能亢进症、甲状腺功能亢进症、骨转移癌、慢性肝炎、肝硬化等。

补钙能预防骨质疏松症

■
■
■
■

▶ **144. 人体每日应摄入多少钙**

中国营养学会对我国居民膳食推荐的钙每日供应量是：6 个月以内 400 毫克，6 个月至 1 岁 600 毫克，1～10 岁 800 毫克，10～12 岁 1 000 毫克，12～16 岁 1 200 毫克，成人 800 毫克，45 岁以后 800～1 000 毫克，孕妇和乳母 1 000～1 500 毫克。

由于饮食和其他种种原因，钙是我国居民最为缺乏的元素。常见的缺钙人群有：生长发育快的婴幼儿；喂养不合理、挑食偏食的小儿；处于第二生长发育期的青少年；需要量增加的孕妇和哺乳期妇女；患肝、肾、胃肠疾病的患者；绝经后妇女及老年人。所以这些缺钙人群除了从饮食中摄取部分钙外，还得定期定量服用钙剂来补充。对于老年人，在体内钙平衡没有发生紊乱的情况下，每天安全最大钙剂量不得超过 2 500 毫克，并建议老年人不应吸烟饮酒，这样有利于减少钙质的丢失，同时加强户外活动，有利于钙吸收及储存。

▶ **145. 钙和骨质疏松有什么密切关系**

钙是人体内最丰富的矿物质，是骨骼的主要组成部分，缺少了钙骨骼就无法构成。当人体内吸收的钙大于排泄的钙时，医学上称之为正钙平衡状态。只有在正钙平衡状态，人体内才能有充足的钙供给骨骼建造新骨，补充生长发育过程中肌肉、大脑、血液及其他组织器官所需要的钙。严格地说,人在儿童期、青春期、成熟期均应保持正钙平衡状态,适当增加钙的供给量并改善钙的吸收,以保证顺利健康地成长。

当人体内吸收钙小于排泄钙时,称之为负钙平衡状态。成人随着年龄的增大,骨的最高峰值下降,由于体内组织器官功能减退以及骨钙丢失的加速,吸收的钙不能补偿排泄的钙,体内容易处于负钙平衡状态。这时身体为保证生理功能的正常发挥,就要动用骨库的钙来维持体内的钙平衡。虽然每日动用的骨钙是微不足道的,可是缓慢持续地动用骨钙,终究会使骨钙亏空,发生骨质疏松、骨折等病理变化。

▶ 146. 只有老年人需要补钙吗

人在 30 岁以前,体内储存着大量的钙质以备后用。无论是男性还是女性,一般在 30～35 岁可达到一生中所获得的最高骨量,称之为峰值骨量。此后,身体就不再储存钙质,所以骨量开始丢失,尤其是绝经期以后的女性在绝经后 1～10 年,骨量丢失速度明显加快,但男性不存在快速骨丢失期。

在骨量开始丢失时,我们必须从饮食中获取身体所需的全部钙质。不然的话,体内储存的钙质含量很快就会被耗尽。从这个意义上来讲,30～35 岁之后就要开始补钙了,而不是等到 60 岁了才补钙。否则,当身体耗尽了骨内钙质含量时,骨头就变得越来越脆弱,最终变得差不多中间都空了,那时候就最容易发生骨质疏松性骨折。

因此,不仅是老年人需要补钙,骨量处于下降期的成年人也需要补钙。对于那些生长发育快的婴幼儿,儿童喂养不合理、挑食偏食的小儿,处于第二生长发育期的青少年,需要量增加的孕妇和哺乳期妇女及患肝、肾、胃肠疾病的患者等缺钙人群更需要补钙。

▶ 147. 选择钙剂有什么要注意的吗

补钙应选用含量较高、制剂溶出度好、吸收好和生物利用度好的药品。目前市场上钙剂品种繁多,主要分为3类。

(1)无机钙类及其制剂:其水溶性小,但能在胃酸中溶解,含钙量高,是所有药用钙盐中含钙量最高的一种,且价格低廉,是目前应用最广的补钙剂,如碳酸钙、磷酸氢钙等。但这类钙剂可能会引起嗳气、便秘等不良反应,胃酸缺乏者会影响其吸收,老年人选用时应根据自己身体情况加以注意。

(2)有机钙类:水溶性好,但吸收率低,多与其他钙盐一起制成复方制剂应用,如葡萄糖酸钙、磷酸钙、乳酸钙等,老人应尽量选择这些水溶性较好的钙制剂,如枸橼酸钙、乳酸钙或葡萄糖酸钙,最好同时加服维生素D,以促进小肠对钙的吸收。但葡萄糖酸钙中含有一定糖分,对于糖尿病患者或血糖高的老年人不宜选用。

(3)中药钙及其他类:这类钙剂的原料大多采用动物骨骼、海洋生物的脊椎、贝壳等。如龙牡壮骨冲剂是由龙骨、牡蛎、龟板等中药组成,并配以维生素D,临床对老年人骨质疏松症有一定疗效。

天然钙剂的原料大多采用动物骨骼、海洋生物的脊椎、贝壳等,其优点是取料广泛,吸收率高,价格低廉。

▶ 148. 钙片应该在餐前、餐中还是餐后服用

合适的补钙时间也是补钙需要注意的一个问题,最好是在饭后服用补钙剂。最佳时间应在餐后1～1.5小时口服钙剂。因为吃完饭以后胃酸分泌是最充分的时候,钙的吸收在人体来讲需要提供一个比较酸性的环境,钙的吸收会更好。

老年人一定要注意,要想充分地吸收钙,一定要在饭后服用,因为钙的吸收需要胃酸的帮助。再有就是最好是分次服用,比如说一天补充1 000毫克的钙质,如果1次服用,吸收大概是20%,也就是200毫克;如果分2次或者3次服用,吸收率会达到30%也就是300毫克,或者更多,这样比1次服用效果会好一些。临睡前补钙可以为夜间的钙调节提供钙源,阻断体内动用骨钙,钙还有镇静作用,可以有助于睡眠。因此,临睡前服用一次钙剂效果也会更好些。

▶ 149. 喝奶可以补钙吗

钙摄入的首选途径是通过膳食摄入,而膳食中含钙量较高的食品是奶和奶制品。牛奶中含的乳糖在肠道内被微生物代谢产生乳酸,酸性环境增加了钙盐的溶解性,使更多的钙被有效吸收。另外,牛奶中含有具有保健功能的活性肽物质,其含量虽少,但作用显著。其中酪蛋白磷酸肽能显著促进身体钙的吸收,这也是牛奶中的钙吸收率高的原因之一。肠道对钙的吸收也以奶制品为最高,且利用率也很高,是天然钙质的极好来源。正常人每天坚持喝300毫升左右的牛奶,再配合科学合理的平衡膳食,就可以基本满足对于钙量的需求。其他奶制品如酸奶、奶酪等也可以选择。

科学家在动物研究中发现,牛奶或奶制品比钙剂能更有效地促进钙质储存在骨骼中,并且储存时间更长久。喝牛奶不能空腹,最好与一些淀粉类的食品同食。空腹时肠胃蠕动快,大大缩短了牛奶在胃里的停留时间,不利于营养消化吸收,如果喝牛奶的同时吃一些馒头、面包等淀粉类食物就可以帮助人体充分吸收牛奶的丰富营养。当然选择在饭后喝牛奶也会有异曲同工的效果。

▶ 150. 脱脂牛奶和全脂牛奶有什么区别

脱脂牛奶、低脂牛奶和全脂牛奶的不同在于牛奶中的脂肪含量不同。全脂牛奶含有大约3%的脂肪,低脂牛奶含有1.5%的脂肪,脱脂牛奶含有不到0.5%的脂肪。国外有一种"浓厚奶",脂肪含量可高达4%以上。

由于加工技术的不断提高,牛奶及其制品的种类越来越多,不只是口味的改变,就连营养成分也有所改变,甚至改变很大。由此对于骨质疏松患者来讲,如何选择牛奶及其制品来补钙也成了必须考虑的问题。全脂奶的钙含量约120毫克/100毫升,并含有对于钙的吸收很重要的脂溶性维生素。而低脂奶或脱脂奶由于去除脂肪的同时丢失了藏在脂肪当中的部分脂溶性维生素,所以全脂奶对骨质疏松症患者补钙更好。

全脂牛奶含有牛奶的所有成分。牛奶中含有多种维生素,其中脂溶性的维生素 A、维生素 D、维生素 E、维生素 K 都藏在牛奶的脂肪当中。如果把牛奶中的脂肪除去,这些维生素也就跟着失去,对人体发育及钙的吸收不利。所以,许多国家都规定必须在脱脂牛奶中额外添加维生素 A、维生素 D。如果一定要控制脂肪,那么专家推荐可以选择半脱脂奶,也建议老年人选择半脱脂奶。脱脂奶粉脂肪含量低,蛋白质含量较高,尤其适合于需要补充高蛋白质的人群。

▶ 151. 哪些食物含钙比较多

为了对抗骨质疏松,必须补充大量丢失的骨矿物质,最主要的就是钙。最好的补钙方法还是从饮食中获取。其中含钙较丰富的食物主要有以下几类。

(1)牛奶及奶制品。

(2)豆类和豆制品:豆类含丰富的优质蛋白质,不饱和脂肪酸,钙及维生素 B_1、维生素 B_2 和烟酸等,长期食用可以在获取丰富营养同时预防骨质疏松。

(3)鱼类及海产品:如鲫鱼、鲤鱼、鲢鱼、泥鳅、虾、虾米、虾皮、螃蟹、海带等。

(4)坚果类食物:如杏仁、花生、松子等,因为这类食物中富含丰富的油脂、维生素、矿物质和大量钙质,有抗衰老的作用,常吃能够坚固骨骼、增强体质。

(5)肉类与禽蛋:如羊肉、猪脑、鸡肉、鸡蛋、鸭蛋、鹌鹑蛋、松花蛋等。

(6)蔬菜类:有芹菜、油菜、胡萝卜、萝卜缨、芝麻、香菜、黑木耳、蘑菇等。

(7)水果与干果类:包括柠檬、枇杷、苹果、黑枣、杏脯、橘饼、桃脯、杏仁、山楂、葡萄干、胡桃、西瓜子、南瓜子等。

▶ 152. 补钙就能预防骨质疏松症吗

对于中老年人而言,光补钙是解决不了问题的。

大量科学研究发现,人的一生中,35 岁以前,骨骼中的"骨形成"大于"骨丢失",在此期间,要为身体提供充足的成骨原料——蛋白质和钙等,也就是说,在此期间,钙的不足构成了骨骼问题的主要矛盾。但人到 45 岁以后,骨骼中的"骨形成"少于"骨丢失","骨形成"的能力相对减弱,造成骨量的丢失,形成骨质疏松,这时,主要矛盾就不是钙不足的问题了。因此,对于中老年人的骨质疏松防治,不能单纯依赖补钙。

缺钙与骨质疏松有关,但不能把缺钙和骨质疏松症等同起来。一味补钙只能是耽误治疗时机,影响生活质量。另外,单纯补钙是不能被人体充分吸收的,老年人真正缺乏的是维生素 D,因为它是内源性的。老年人皮肤变薄,维生素 D 源就少了,因此在补钙的同时更应补充一定的维生素 D,促进钙的吸收。治疗骨质疏松症的目的是降低骨折风险,光靠补钙是不够的,还需使用抗骨质疏松药物,服用抑制骨吸收、促进骨形成的药物。

▶ 153. 补钙会导致尿路结石吗

尿路结石(包括肾脏、输尿管及膀胱结石)的发病原因复杂。过去乃至现在仍有不少人认为,多吃富钙食物或补充钙剂会引起尿路结石。其实,补钙不仅不会形成尿路结石,而且还可能减少患尿路结石的概率。

结石的成分来自日常的饮食,这是毋庸置疑的。因为草酸钙结石中主要成分为钙和草酸,于是,又有人推理高钙食物不能与含草酸高的食物一起吃,其实草酸与钙早在进入肠道前就已经结合发生了化学反应,生成了不被人体吸收的草酸钙,人体不能吸收的草酸钙唯一的出路是通过肠道排出体外,根本就不可能进入肾脏形成结石。

预防尿路结石的产生或复发,正确的方法是少吃草酸含量高的食物,如菠菜、甘蓝、草莓、花生、核桃、巧克力、浓茶、可乐等食物。多吃含钙量高的食物或补充钙制剂,摄取足够的钙来消除草酸带来的隐患(充足的钙与草酸充分结合形成草酸钙,可通过粪便排出体外),抑制草酸钙结石的产生,同时,保证身体对钙的需要量。

维生素 D 有效预防骨质疏松症

▶ 154. 维生素 D 对维护骨健康有什么作用

维生素 D 为固醇类衍生物,具抗佝偻病作用,又称抗佝偻病维生素。维生素 D 家族成员中最重要的成员是维生素 D_2 和维生素 D_3。维生素 D 均为不同的维生素 D 原经紫外线照射后的衍生物。植物不含维生素 D,但维生素 D 原在动、植物体内都存在。维生素 D 是一种脂溶性维生素,有 5 种化合物,对健康关系较密切的是维生素 D_2 和维生素 D_3。它们有以下特性:存在于部分天然食物中;受紫外线的照射后,人体内的胆固醇能转化为维生素 D。

维生素 D 可以促进小肠钙吸收,促进肾小管对钙磷的重吸收,调节血钙的平衡,对骨细胞呈现多种作用,主要用于组成和维持骨骼的强壮。它被用来防治儿童的佝偻病和成人的软骨症、关节痛等。患有骨质疏松的人通过添加合适的维生素 D 可以有效地提高钙、磷离子的吸收度,增强骨的强度。

▶ 155. 人体的维生素 D 从何而来

对大多数人来说,维生素 D 主要来自阳光对皮肤的照射,在紫外线作用下,皮肤可使类固醇转化为维生素 D,称为内源性途径;同时,维生素 D 也可以从外源性途径获得,即从饮食摄入或从药物补充,维生素 D 仅存于动物性食物中,植物性食物含有维生素 D 原,是环戊烷多氢菲类化合物,可由维生素 D 原经紫外线激活形成维生素 D。然而,内源性途径获得的维生素 D 依赖于季节、皮肤色泽(本来的和日晒的)、纬度及空气质量等。身体对维生素 D 的需求量是相当高的,即使是在夏季皮肤经常暴晒后所产生的维生素 D 也常常不能确保整个冬天和春天有足够的维生素 D 可以利用。

▶ 156. 正常人体对维生素 D 的需求量是多少

建议成人的每日维生素 D 的摄取量是 5 微克。35 克鲱鱼片,60 克鲑鱼片,50 克鳗鱼或 2 个鸡蛋加 150 克蘑菇即可达到量。妊娠期和哺乳期女性应当增加 1 倍左右的摄入量。每天手脚露出 30 厘米,在阳光下晒 30 分钟,可有效防止维生素 D 缺乏。

一些学者认为,长期每日摄入 25 微克维生素 D 可引起中毒,这其中可能包括一些对维生素 D 较敏感的人,但长期每日摄入 125 微克维生素 D 则肯定会引起中毒。中毒的症状是异常口渴、眼睛发炎、皮肤瘙痒、厌食、嗜睡、呕吐、腹泻、尿频,以及钙在血管壁、肝脏、肺部、肾脏、胃中的异常沉淀,关节疼痛和弥漫性骨质脱矿化。我国制定的维生素 D 每日可耐受最高摄入量为 20 微克。

▶ 157. 长期缺少光照的人为什么会缺乏维生素 D

维生素 D 是一种人体必需的维生素。人体需要的维生素 D 主要有两个来源,食物摄取是一个重要的方面,维生素 D 在动物的肝、奶及蛋黄中含量较多,尤以鱼肝油中含量最丰富。但这只占人体需要量的 10% 左右,其余的 80%～90% 要依靠自身皮肤合成,在这一过程中,离不开阳光的照射,因此维生素 D 又被称作"阳光维生素"。

长期缺少光照的人会缺乏维生素 D。对于正常饮食的人群来说,每天接受 30 分钟的户外光照,就能生成适量的维生素 D 储备。研究人员建议,在天气晴朗,季节和温度允许的情况下,每天在正午前后 2 小时内暴露 40% 以上的皮肤,晒太阳 5～15 分钟,并且不要涂防晒霜,否则会阻止维生素 D 合成。

▶ 158. 肝病患者体内的维生素 D 会不足吗

国内外学者研究发现,各种肝病患者,包括急、慢性黄疸型肝炎,慢性迁延性肝炎,慢性活动性肝炎,肝炎后肝硬化和重症肝炎等患者的骨钙含量明显低于正常人,表明肝病患者体内的维生素 D 明显低于正常人。

那么,为什么肝病患者体内的维生素 D 会不足呢?这是因为人体中的维生素 D_3 本身是没有生物活性的,它们必须在体内进行一系列的代谢转变,才能成为具有活性的物质。肝脏是人体内最大的生化工厂,人体内的大部分生化反应都需要通过肝脏完成,人体内的维生素 D_3 就需要在肝细胞内转化成活性维生素 D_3。因此当患上肝病时,肝脏不能正常开展工作了,维生素 D'也就不能活化了,这将直接导致人体缺少活性的维生素 D。

因此,肝病患者在保肝治疗的同时,不仅要供给充足的蛋白质、维生素、能量,而且要供给充足的钙和适当的维生素 D。针对肝炎患者纳食少、钙吸收低的矛盾,除应当食用富含钙质的豆制品、牛奶、鱼、虾等食品外,还可以服用各种钙剂,以补充身体需要。

▶ 159. 有肺部疾病的患者体内的维生素 D 会不足吗

虽然目前尚无明确的证据表明肺部疾病会引起人体内维生素 D 不足,但是维生素 D 在缓解哮喘发作,预防肺癌发生和改善慢性肺病病情等方面都有非常重要的作用。

哮喘患者的患病程度与体内的维生素 D 水平有明确的联系,即体内维生素 D 含量高的哮喘患者比含量低的患者肺功能要好,特别是在肺功能和气道高反应性测试中,维生素 D 含量低的患者测试结果较差。

肺癌的发生主要是肺部组织在新陈代谢的过程中,细胞发生突变而形成的,而维生素 D 在细胞繁殖过程的多个环节中都起到关键作用,通过防止细胞突变,维生素 D 就能对预防肺癌的发生起到一定的作用。

维生素 D 可降低呼吸道的炎症免疫反应,增强抗各种微生物的免疫防御功能,还可干预慢性阻塞性肺病的并存病,如呼吸肌无力等。因此适当补充维生素 D 对于改善慢性阻塞性肺病有重要作用。

▶ 160. 心血管疾病与维生素 D 有关吗

目前认为,维生素 D 缺乏和很多心血管疾病相关,有关于人体内维生素 D 水平与心血管疾病的关系还在不断地研究中,已有的研究显示:人体 3％的基因受维生素 D 内分泌系统的调节。研究表明,维生素 D 的缺乏与高血压的发生有关。一般来说,维生素 D 的降压效果在伴有维生素 D 缺乏的高血压患者中更为明显。

同时,人体内维生素 D 水平低下也会增加动脉内壁斑块的形成,导致血管硬化及冠心病的发生。最新的研究结果表明,维生素 D 预防心血管疾病的效果要大大超出以前的估计。

人们还注意到,维生素 D 与充血性心力衰竭也密切相关。研究发现,给心力衰竭患者服用维生素 D,可以改善左心室功能,提高患者的生活质量。维生素 D 水平低于 15 纳克/毫升的人,在 5 年内患冠心病、脑卒中和心力衰竭的概率是正常维生素 D 水平者的 2 倍。

▶ 161. 还有哪些疾病会导致体内的维生素 D 缺乏

从食物中得来的维生素 D,和脂肪一起在小肠中吸收,而胆汁在吸收过程中也起到重要作用。胃肠道和胆道相关的疾病都会造成患者维生素 D 缺乏。例如炎性肠病(IBD)患者中,维生素 D 缺乏的患病率为 22％～70％;25％～33％的囊性纤维化(CF)患者维生素 D 缺乏;乳糜泻患者经常因为腹痛、恶心以及腹泻等胃肠道不适症状造成食欲减退和全身营养不良,而导致维生素 D 的摄入不足。

$1,25(OH)_2D_3$ 是维生素 D 最有效的状态形式,与全身各器官组织中的受体相结合,发挥其生理作用。当人体患有肾病后,肾脏的各项功能大幅度减退,导致了人体内活性维生素 D $[1,25(OH)_2D_3]$ 的严重不足。

▶ 162. 1,25 双羟基维生素 D 和普通维生素 D 有什么区别

1,25 双羟基维生素 D[1,25(OH)$_2$D]和普通维生素 D 主要区别是有无生理活性。1,25 双羟基维生素 D 是维生素 D 的最主要代谢产物,生理活性最强,简称为活性维生素 D。临床已证明维生素 D 缺乏与骨质疏松有密切关系,活性维生素 D 的缺乏是引起骨质疏松的主要原因之一。

普通维生素 D 是没有生理活性的,其主要来源于经食物摄入(动物的肝脏、奶,蛋黄等)及皮肤中存在的维生素原经紫外线照射后形成。内源性与外源性普通维生素 D 要成为有活性的维生素 D,在体内必须要经过两次羟化才能实现。临床上患者常由于肝、肾功能降低,使普通维生素 D 无法转化成活性维生素 D,导致体内活性维生素 D 缺乏而发生骨质疏松。

▶ 163. 是不是所有骨质疏松症患者都要补充维生素 D$_3$

临床上对原发性骨质疏松症的患者均应补充维生素 D$_3$,而对继发性骨质疏松症治疗的患者中,当伴有高钙血症,如肿瘤或甲状旁腺功能亢进症者,则应禁忌使用钙剂及维生素 D 制剂,当伴有肾结石及高尿钙,则应慎用钙剂及维生素 D 制剂。

骨质疏松症治疗指南明确指出,骨质疏松的预防和治疗策略包括:基础措施、药物治疗和外科治疗等。基础措施中就强调患者应坚持健康的生活方式,摄入富含维生素 D、钙、低盐和适量蛋白质的均衡膳食,避免嗜烟、酗酒,慎用影响骨代谢的药物等。目前无充分证据表明单纯补钙可以治疗骨质疏松症,因此一定要同时服用维生素 D 后,才能促进钙的吸收和利用。

维生素 D 补充中,老年人更宜选用活性维生素 D 或半活性维生素 D,应在医师指导下进行,治疗骨质疏松症应与其他抗骨质疏松药物联合应用,应注意个体差异和安全性,定期监测血钙和尿钙,酌情调整剂量。

▶ 164. 市场上有哪些维生素 D 制剂

维生素 D 根据有无生理活性分为无活性维生素 D,半活性维生素 D 和活性维生素 D 三种。无活性维生素 D 指食物中含有的外源性维生素 D 和人体皮肤中的内源性维生素 D。半活性维生素 D 指 $25(OH)D_3$ 和 $1(OH)D_3$。$1,25(OH)_2D_3$ 被称为活性维生素 D。

活性维生素 D 已广泛用于临床,其代表药为骨化三醇胶囊,因为在体外已经 25 羟化酶和 1α 羟化酶的二次羟化,进入人体后,不需要再经肝脏和肾脏的活化,具有完全的生理活性。半活性维生素 D 是指 $25(OH)D_3$ 和 $1(OH)D_3$,用于临床上的是 $1(OH)D_3$,已经 1α 羟化酶的羟化。其代表药为阿法骨化醇,该药进入体内后,再经肝脏 25 羟化酶羟化形成活性维生素 D 后,才有生理活性。补充维生素 D 时,应注意个体差异和安全性,定期监测血钙和尿钙,如血钙浓度高于正常时,应酌情调整剂量。

预防骨质疏松症的其他知识点

■
■
■
■

▶ **165. 有骨质疏松症的人为什么还要注意补磷**

磷是骨质无机成分中仅次于钙的第二大元素,在血中与钙保持恒定的比值。磷与钙一起参与骨代谢。若磷和钙不足,能破坏成骨作用,而影响骨骼钙化,致使骨组织软化,中老年人则易发生骨质疏松,还容易骨折或食欲不振等。因此中老年人的饮食也应注意摄入含磷丰富的食物。如猪肉、鱼、鸡、肝、奶类、奶制品、蛋黄、核桃、花生米等都是磷的优良来源,植物性食物如谷类。

▶ **166. 维生素 K 对防治骨质疏松症有作用吗**

一份研究报告披露:无论哪一种维生素 K 物质,均有增加骨密度(矿化度),预防血管硬化和防止阿尔茨海默症等药理作用。研究发现,维生素 K 的作用并不仅仅与凝血有关,它是一种多功能维生素,特别是对钙的代谢起着举足轻重的作用。其主要表现为作用于成骨细胞,促进骨钙素的生物合成,从而影响并参与骨矿化、骨形成,同时还能抑制破骨细胞引起的骨吸收,从而增加骨密度,防治骨质疏松。

因此经常摄食富含维生素 K 的食物(包括发酵酸奶、圆白菜、菠菜、纳豆和苜蓿等)可强化骨骼及预防骨质疏松。在蜂王浆中适量添加水溶性维生素 K

类物质,老年人服用后有助于提高骨骼矿化度,防止骨质疏松与骨折等意外骨损伤的发生。

▶ 167. 雌激素能预防骨质疏松症吗

人到中年,尤其妇女绝经后,体内的雌激素水平随着卵巢功能的下降而逐步下降,骨量开始快速流失,此时期应每年进行 1 次骨密度检查,及早采取防治对策。这一阶段的女性补充钙剂只是一个基础治疗,还应该借助雌激素补充治疗或其他非雌激素治疗等来预防骨质疏松症的发生。

研究发现,给妇女补充雌激素,可以改变骨重建过程,预防和治疗骨质疏松。所以近年来欧美各国多数学者主张在妇女绝经后 3 年内即开始选择生物活性较高的雌二醇,如结合雌激素、替勃龙、戊酸雌二醇、醋酸环丙孕酮等长期雌激素替代治疗,同时坚持长期预防性补钙或用固体骨肽制剂骨肽片等进行预防,以安全、有效地预防骨质疏松。但激素类药物往往也有很多不良反应,长期雌激素替代治疗也可能会增加乳腺癌以及生殖系统癌症的发生率,因此应该在专业医师的指导下服用。

▶ 168. 高蛋白饮食对预防骨质疏松症有作用吗

蛋白质是形成骨骼的基本材料,此外,酶、抗体、激素也都由蛋白质构成,而且组成蛋白质的一部分氨基酸是身体必不可少、自身不能合成的,称为必需氨基酸,必须从食物中摄取。因此,每日饮食应供给充足的蛋白质,而中老年人每日供给的蛋白质应为优质蛋白,如奶类和蛋类,因其所含的必需氨基酸很齐全,其比例也正适合人体的需要,因此称为优质蛋白质。尤其是蛋类中的白蛋白、乳类中的乳白蛋白都含有胶原蛋白和弹性蛋白,而胶原蛋白和弹性蛋白都是连接纤维和组织的物质,也是连接成骨骼的重要成分。因此,中老年人应多吃奶类食物、蛋类食物等。

海鲜类食品包括海鱼类、虾类、贝壳类等,这些食物都含有丰富的蛋白质并且多是优质蛋白,含钙量也很高,是膳食谱中的重要品种之一。在条件允许时多选用海鲜类食品可以防治骨质疏松。但必须注意,对蛋白质的摄入也不可过量,否则会增加尿钙的排出,反而引起骨质疏松。因此吃海鲜一定要适量、适度,过低、过高摄入均不利于骨质疏松症的预防。

另外,如果骨质疏松症患者同时有痛风或高尿酸血症,则要慎用海鲜类食品。因为这些食物也含有较高嘌呤,可能会诱发痛风急性发作。

▶ 169. 喝茶对预防骨质疏松症有好处吗

茶叶是我国传统饮品,喝茶除了抗癌、降低胆固醇外,还有预防骨质疏松症的好处。

台湾有学者调查发现,常喝茶的人骨密度较高,爱喝茶的人髋关节骨折概率较低,爱喝茶的妇女在绝经后的骨密度也比不爱喝茶的妇女高,特别是"茶龄"超过 10 年对于成人的脊柱、骨盆及全身骨骼的骨密度增加更是明显有益。茶叶中含有大量的氟元素,氟是骨代谢不可缺少的元素之一,适量的氟化物有利于钙、磷等无机盐沉积于骨骼上,使骨骼具有一定的强度,同时茶叶中的多酚类能抑制破骨细胞的活力,从而预防骨质疏松症。

▶ 170. 多吃蔬菜对预防骨质疏松症有好处吗

日常生活中大家一直强调牛奶、虾皮等富含钙的食物,而忽视了蔬菜在预防骨质疏松症中的作用。很多绿叶蔬菜中钙的含量很丰富,不亚于新鲜牛奶。每 100 毫升牛奶、酸奶中约含有 100 毫克钙,而每 100 克新鲜绿叶蔬菜中钙的含量分别为苜蓿 713 毫克、荠菜 294 毫克、雪里蕻 230 毫克、苋菜 187 毫克、落葵 166 毫克、油菜薹 156 毫克、芥蓝 128 毫克、油菜 108 毫克。如果每日摄入 300 g 上述绿叶蔬菜就可以摄取 300～2 000 毫克钙,占成年人每日钙推荐摄入量的 30％以上。

虽然蔬菜中存在一些影响钙吸收的因素,但是如果摄入的量足够,留下来的钙也数量可观。此外,蔬菜中镁的含量也较高,镁是多种酶的催化剂,参与骨盐的形成,有助于预防骨质疏松症。绿叶蔬菜中维生素 C 的含量丰富,可促进骨基质、骨胶原的合成,有利于钙的吸收和帮助骨骼中钙的沉积。

▶ 171. 多吃豆制品对预防骨质疏松症有好处吗

美国营养师建议每人每日摄取钙质 800～1 200 毫克,而日本建议量仅为 600 毫克,美国居民钙质摄取量比日本高 33%～100%,可是美国骨质疏松症的罹患率却高于日本。后来科学家找到了答案,主要原因是日本人喜食豆腐(日本国民人均消费豆腐量居亚洲第一)和爱喝用豆瓣酱煮的"大酱汤"以及吃荞麦面等食品。美国是以动物蛋白为主的膳食结构,将会导致尿液中的钙质大量增加,对骨骼产生不良影响,高蛋白食品中含有大量的磷,人体中的钙与磷结合,也会从粪便中排出,造成钙的流失。国外研究者对一些自愿参与实验的人提供相同分量含钙质、蛋白质的食物,最后发现食用豆制品的志愿者体内钙的流失最少,仅为食用肉类的 50%。

此外,大豆及其制品中含有异黄酮类物质,为预防骨质疏松的天然良药。异黄酮属于"植物雌激素"类物质,其结构与人体内的天然雌激素十分相似,可防止由于女性卵巢中激素分泌减少而引起的骨密度降低,同时异黄酮物质还能抑制破骨细胞的活性,增加钙的吸收。由此可见,大豆食品是预防骨质疏松症的理想食物。因此,现在学者们主张中年以后预防骨质疏松,最好的办法是适当减少动物蛋白的摄取量,适当增加植物蛋白,特别是大豆蛋白的摄取量,以便减缓钙质流失的过程。

中老年人不妨每天喝一杯豆浆或吃一些豆制品。但是老年人食用豆浆要注意以下几点:豆浆要煮熟煮透;喝豆浆时不宜加入红糖;不要用保温瓶储存豆浆;对于患有心脑血管疾病的老年人或围绝经期妇女,建议多喝豆浆和低脂牛奶;而对于体质虚弱和血脂不高的老年人,建议多喝全脂奶及奶制品,喝适量豆浆。日常饮食中奶制品与豆制品应该两者兼顾。

▶ 172. 常吃动物肝脏对骨质疏松症有何影响

研究显示,维生素 A 缺乏或过多均会促使骨质疏松的发生。很多人因动物肝脏营养丰富而喜食,但应注意动物肝脏不能常吃。据报道,动物肝脏中的维生素 A 含量很高,超过了鸡蛋、鱼肝油和牛奶。但科学家向常吃动物肝脏的人提出了警告——肝脏吃得太多容易患上骨质疏松症!常吃动物肝脏的人如果再服用诸如鱼肝油等含有维生素 A 的营养品,将使患病概率增大。

虽然维生素 A 有益于身体健康,对美容护肤、增强免疫力和视力很有帮助,但如果每天维生素 A 的摄入量超过 15 毫克的话,就会引发骨质疏松。一星期吃 1 顿以上的动物肝脏,很可能导致摄入维生素 A 过量。

大多数人完全可以从一日三餐中摄入足够的维生素 A,无需再另外补充。中老年人最好一星期只吃 1 次动物肝脏,而孕妇更不应多吃动物肝脏,因为过多的维生素 A 会对婴儿造成很大的伤害。不仅是维生素 A,盲目服用其他的维生素,也可能引起各种不良反应,如药物依赖、手足麻木、牙龈和胃膜下出血、生长停滞等,以致造成严重后果。

▶ 173. 运动能预防骨质疏松症吗

运动对预防骨质疏松症是有益处的。从全身来讲,运动能促进人体的新陈代谢,进行户外运动还可以接受适量的日光照射,使维生素 D 的来源充足,这有利于钙的吸收。从骨骼来讲,人体的骨组织是一种有生命的组织,人在运动中会不停地刺激骨组织,骨组织就不容易丢失钙质,运动中肌肉收缩、牵拉直接作用于骨骼,有助于增加骨组织骨密度,同时骨小梁结构也会排列得比较合理,这样骨质疏松症就不容易发生。

那么如何进行正确运动呢?

(1)在儿童和青少年时期有规律运动,年轻时运动量要足够,使肌肉发达,增强肌力,强壮骨骼,35 岁之前要把骨里的钙存足,以获得更高的峰值骨量,而到了 35 岁或者 40 岁之后骨里的钙就基本只向外丢失,很难继续增加了。

(2)多进行户外的负重锻炼,这既可吸收光照,又可以强化肌肉和骨骼。但是对中老年人来说,负重锻炼要适当,否则可能增加或加重骨关节炎的发生。适当的负重锻炼主要包括散步、慢跑、跳绳、打太极拳、做各种运动操或一些动作不激烈的舞蹈,有条件的话可以进行游泳锻炼。刚开始锻炼时先是时间短一些,然后慢慢增加,延长锻炼时间,每天运动锻炼半小时或更长时间。运动预防骨质疏松症,不能急于求成,只有在长期的坚持下才能收效。

　　(3)必须注意的是,已经有骨质疏松症的患者在开始一系列运动前,应先征求医师的意见。对于部分骨质疏松症患者而言,其椎骨比较脆弱,即使是一些看上去轻微的运动,如慢跑或跳绳,也并不安全,可能会引起骨折。但研究也发现,经常参加运动的老人,运动后肌肉应激能力和协调能力增强,平衡能力特别好,不容易跌跤,能有效地降低骨折的发生率。也就是说,已患骨质疏松症的患者应该在医师的指导下坚持合适的运动锻炼,这样既可防止骨质疏松进一步加重,又可以预防骨质疏松症并发骨折的发生。

老年健身操

老年腰椎健身操

老年膝关节健身操

老年髋关节健身操